U0310147

满江 易磊 ◎ 主编

《本草纲目》养生经

**BENCAO GANGMU
YANGSHENG JING**

青岛出版集团 | 青岛出版社

图书在版编目（CIP）数据

《本草纲目》养生经／满江，易磊 主编. —— 青岛：
青岛出版社，2014.9
    ISBN 978-7-5552-0794-8

Ⅰ.①本… Ⅱ.①满… ②易… Ⅲ.①《本草纲目》—养生（中医）
Ⅳ.①R281.3②R212

中国版本图书馆CIP数据核字(2014)第127531号

《〈本草纲目〉养生经》编委会

主　编	满　江易　磊					
编　委	王国防	王雷防	王　振	王秋红	王永华	王晓雅　王达亮
	土晓明	牛林敬	牛民强	勾秀红	勾彦康	兰翠萍　田建华
	田朋霞	石永青	李志锋	李国霞	李　婷	刘书娟　戎新宇
	宋晓霞	宋璐璐	张金萍	杨同英	杨亚菲	陈永超　郑德明
	呼宏伟	殷海敬	夏晓玲	梁　琳	康杜鹃	董云霞

书　名	《本草纲目》养生经
主　编	满　江易　磊
出版发行	青岛出版社
社　址	青岛市海尔路182号（266061）
本社网址	http://www.qdpub.com
邮购电话	0532-68068091
责任编辑	刘晓艳
封面设计	尚世视觉
装帧设计	潘　婷
印　刷	德富泰（唐山）印务有限公司
出版日期	2014年9月第1版　2022年6月第2版第3次印刷
开　本	16开（710mm×1000mm）
印　张	15
字　数	150千
书　号	ISBN 978-7-5552-0794-8
定　价	29.80元

编校印装质量、盗版监督免费服务电话 4006532017 0532-68068050
本书建议陈列类别：医疗保健类

前言..

说起本草，我们就会想到《本草纲目》，这部经典是明朝著名的医药学家李时珍耗费近30年心血所创作的巨著。要读这本经典，除了专业人士外，我们普通人可就有点犯难了。为什么？一句话，太长了。洋洋洒洒约190万字，即便是精编本也有四五十万字，使用起来不太方便。而摆在你面前的这本《〈本草纲目〉养生经》，会为你分忧解难，其特点主要体现在以下几个方面：

其一，打破传统分类界限。

我们在秉承原著的基础上，经过缜密分析，重新建构，在提炼其精髓的原则指导下，让这本书更加具有实用性。比如，我们打破了长期以来对本草所进行的传统分类，改为按读者的养生需要分类，在立足亲情的基础上，承接本草原有的"工具性"，依托本草另辟章节，以常见病为纲做了一个详细的归结，从形式上彻底打破了单味本草药物的罗列，实实在在地将防病和治病结合在一起。

其二，通俗易懂，避免苦涩性文字叙述。

本书通俗易懂，摈弃了一些晦涩繁杂的旁征博引，使语言更为简练。尤其是在第一章，还穿插了一些中药养生故事，比如：用荜拨治疗唐太宗李世民的气痢，用紫菀治疗宋代宰相蔡京的大肠秘结，宫廷诗人宋之问用丁香自治口臭，华佗用紫苏为贪吃者解鱼蟹毒，使本草显得更加亲切、有趣。并且以"家用"这么一个全新的角度为切入点，让爷爷、奶奶、爸爸、妈妈及孩子们在利用本草养生的时候，更加具有针对性，而且其脉络清晰，可以让读者一目了然，各取所需，因而更加真切地体现了相互关爱之下，"本草养全家"的温馨内蕴。

其三，采用现代计量单位。

本书一改古代方剂的计量单位，而用了现代计量方法，这样读者就免去了折算的麻烦，用起来十分方便。

《〈本草纲目〉养生经》是一本特别实用的养生书，可谓开卷有益：老年人可以让自己掌握保健养生与抗衰老的秘诀；中年人可以健康地驰骋在"打拼"的路上；而小朋友则可以因为健康而快乐，因为益智而聪明，让自己的童年更加幸福。

编者

目录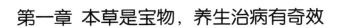

第一章 本草是宝物，养生治病有奇效

第二章 养生养颜，一切以自然为本

第三章　孩子是个宝，用对本草养育健康下一代

第四章 老当益壮，用对本草让老人远离疾病

《本草纲目》养生经

第五章 女人如花，用对本草让"女人花"开得更艳

第六章 男人如树，让天然本草为男人的健康护航

《本草纲目》养生经

本草是宝物，养生治病有奇效

本草，是我们养生的妙药。尽管其『出身卑微』，有的长在田埂，有的隐身山林，有的畅游水中，有的展翅高空，但都恒守其本性，在挽救人类生命的历程中，演绎了一个又一个传奇。事实上，只要你留心生活，身边的一草一木都可能成为你养生的灵丹妙药，甚或还能成为拯救生命的『救命药』。

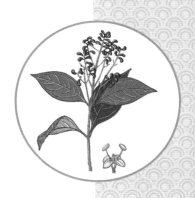

漫话本草养生，解说本草养生智慧

名医华佗用紫苏调治好了青年过度饮食造成的蟹毒；宫廷诗人宋之问用丁香治好了自己的口臭；丈夫用采集的当归调治了妻子的妇科病；名不见经传的张姓人士用萆拨治好了唐太宗李世民的气痢……名医、名人、名事、名君，以及关于文化与生命的趣说，述说本草与人们养生、治病的传奇。

 ## 华佗巧用紫苏为青年解蟹毒

华佗，字元化，名敷，沛国谯（今安徽亳州谯城区）人，东汉著名医学家，与董奉、张仲景被并称为"建安三神医"。其中，董奉隐居庐山，留下了脍炙人口的杏林佳话；张仲景撰写《伤寒杂病论》，理法严谨，被后世誉为"医圣"；而华佗则深入民间，足迹遍于中原大地和江淮平原，在内、外、妇、儿各科的临证诊治中，曾创造了许多医学奇迹，尤其以创麻沸散（临床麻醉药）、行剖腹术闻名于世。《后汉书·华佗传》说他"兼通数经，晓养性之术"，尤其"精于方药"。人们称他为"神医"。

那么，关于名医华佗与本草方面，又有怎样的传奇经历呢？相传有一天，华佗正在客店用餐，恰巧有一群年轻人在那里竞相吃螃蟹，眼见蟹壳堆积，一心为百姓疾患奔波的华佗就忍不住过去劝导，告诉他们别吃得太多，否则，容易闹肚子，严重时还可能危及生命，但这些年轻人根本就不把他的话放在心上，甚至越加吃得带劲。

果然，夜深之时，这几个吃螃蟹的年轻人肚子疼得满地打滚。值得庆幸的是，当时华佗也投宿在这家客舍里，了解了这一情况之后，就立即让人到郊外去采了些紫色的草，立即煎汤给几个人服下。没过多长时间，几个中了蟹毒的年轻人就恢复如初了。青年们这才知道他就是名医华佗。

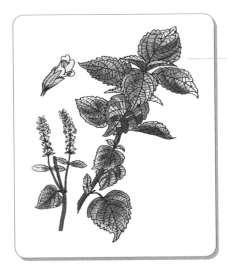

紫苏为唇形科植物紫苏的全草。其味辛，性温，归肺、脾经。具有发汗解表、理气宽中、解鱼蟹毒之功效，可以用于鱼蟹中毒。

那么，这种紫色的草到底有何来历，又有何神通之力呢？事实上，华佗解蟹毒的紫色草就是中医上常说的"紫苏"，是一种可药用的植物名称，为唇形科植物紫苏的全草。其味辛，性温，归肺、脾经，具有发汗解表、理气宽中、解鱼蟹毒之功效，可以用于鱼蟹中毒。此外，还可以用于风寒感冒、咳嗽、头痛、胸腹胀满等。其实，解蟹之毒，对于并无师传的华佗来说，也是不久前通过自己精研前代医学典籍，在实践中不断钻研、进取而得知的。话说华佗在一次采药时，见到一只小水獭吞吃了一条鱼之后，片刻，就作上下翻腾状，一会儿下水，一会儿上岸，显得很难受。华佗与其弟子正要获取而研究之，但见这个水獭爬到岸上，吃了些紫色的草叶，不久便没事一样游弋开去。由此，华佗想，那种紫色的草叶能解水獭之患，也一定能解人的蟹毒。并由此研习而得之。

至于名字的来由，据传，华佗认为吃了它能让人感到舒服，于是，就将这种紫色药草称为"紫舒"，因为属草类，后人就把它称作"紫苏"。

 ## 小小丁香治口臭

宋之问，名少连，字延清，唐代汾州（今山西汾阳市）人，一说虢州弘农(今河南灵宝市)人，初唐时期的著名诗人。他的父亲宋令文起自乡间，多才多艺，"富文辞，且工书，有力绝人"，有"世称三绝"的美誉。宋之问和弟弟宋之悌、宋之逊自幼勤奋好学，各得父之一绝；宋之悌骁勇过人，宋之逊精于草隶，宋之问则工专文词，成为当时佳话美谈，尤其是宋之问，有"宫廷诗人"之称。

这位诗人跟本草有什么关系呢？相传，长得身材高大、仪表堂堂的宋之问以进士及第，在武则天掌朝时曾充任学士，作为文学侍从。但尽管如此，他不仅没有得到武后的宠爱，而且颇受冷落。后来，不甘心冷落的宋之问写了一首艳诗献给武后，以期获得武则天的重视。不曾想，武后读后竟一笑置之，并说："宋卿哪方面都不错，就是自己不知道有口臭的毛病。"为此，博闻广识的宋之问就经常口含丁香，以解其臭。

丁香，又名鸡舌香。味辛，性温，归脾、胃、肺、肾经，具有温中降逆、补肾助阳之功效。因为其形状像"丁"字，又有强烈的香味而得此名。丁香花开时鲜艳可爱，芳香袭人，既是一种观赏植物，又是一种常用中药。

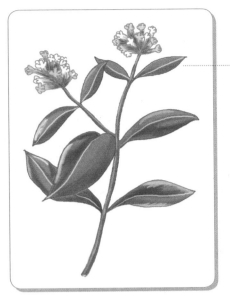

丁香，又名鸡舌香。味辛，性温，归脾、胃、肺、肾经。具有温中降逆、补肾助阳之功效。

在法国，"丁香花开的时候"意指气候最好的时候。在西方，该花象征着"年轻人纯真无邪、初恋和谦逊"。而口含丁香，则可以用丁香的芳香气压住因胃火上升或牙周炎引发的口气。宋代沈括的《梦溪笔谈》中记载："《日华子》云鸡舌香'治口气'，所以三省故事，郎官日含鸡舌香，欲其奏事对答其气芬芳，此正谓丁香治口气，至今方书为然。"可见，含丁香治口臭可谓是源远流长。据传，在缺乏科学的口腔保健知识的古代，很多人患有口臭，有些官员在皇帝面前奏事或回答问题，嘴里就常常含嚼丁香，因此有人将丁香称为"古代的口香糖"。

当归治好妇科病

"蓬鬓荆钗世所稀，布裙犹是嫁时衣；胡麻好种无人种，正是归时底不归。"很多时候，这首诗歌被看成一曲"怨歌"。诗人以胡麻作类比，含蓄地表达了妻子想念丈夫的纯真情意。谈到这首诗，我们很容易就从那句"正是归时底不归"想到一味中草药，即"当归"。提及当归之药，除了让人想到那种妻子对戍边丈夫的思念之外，还有一段动人的传说。

从前，有一对夫妻十分恩爱，小日子尽管清贫了些，但也相安无事。但好景不长，没过多少日子，妻子不幸患病（相当于现在的妇科病），多次求医无效。后来，丈夫听说远处大山中有一种草，可以医治这种病。于是，丈夫下定决心，要为爱妻采药。临别之时，丈夫关爱地告诉妻子说：假如我三年后还没有回来，那就是我已经不在了，你可以改嫁他人。不曾想，丈夫所去大山，人迹罕至，丈夫果然三年未归，可怜的妻子因为生活所逼，不得已就改嫁了。谁知，没过多久，那个采药的丈夫回来了，为此，妻子后悔不已，终日良心难安，始终觉得对不起前夫，便将前夫采来的药大量服下，以期了却性命，但不曾想，就这一吃，妇科病反而被治好了。也因此，人们发现了这种药物调理妇人身体的神奇作用，并把这种药草取名为"当归"。

当归是被人们熟知的中药之一，味甘、辛、微苦，性温，归肝、心、脾经，香郁行散，可升可降，具有补血、活血、调经止痛、润肠通便的功效，主治月经不调、经闭、痛经等多种病症，为食疗良药，关于当归的药膳方和小偏方确实不少。不仅如此，当归全身是宝，其头止血，其身补血，其尾行血。由此可见，当归之所以能成为中药家族里的"大众明星"，完全是源于其宝贵的药用价值。

即使现代研究也认为，当归有兴奋和抑制子宫平滑肌的双向作用。许多妇科名方含有当归这味药，不仅可以用来调经，还可以用来治疗子宫脱垂和遗尿等。除此之外，当归中还含有挥发油、维生素、微量元素、脂肪酸、亚叶酸等成分，对中枢神经有镇静止痛的作用，还有抗贫血的作用，临床常用于痛经及月经不调。当归还有润肠通便的作用，对于妇女血虚月经不调兼便秘的患者尤其适合，老年人便秘也可选用。

小小荜拨治气痢

唐太宗李世民，我国著名的政治家、军事家。唐太宗执政期间，虚心纳谏，厉行节约，实行休养生息，终于使得社会出现了国泰民安的局面，开创了历史上的"贞观之治"，并为后来的"开元盛世"奠定了重要的基础。

再伟大的人物也会投下平凡的影子，对这位"安世济民"的唐太宗而言也是如此。话说贞观年间，唐太宗李世民得了"气痢"病。该病在中医上有实证和虚证之分。实证为粪便如蟹沫样稠黏，有里急后重感，腹胀，大便时排气多，其气臭秽，或兼肠鸣、小便不利等；虚证为腹胀排气时大便即随之而下。前者是由于湿热郁滞、气机不得宣畅所致；而后者则是由于中气下陷、肠虚不固所致。这位千古名君患上此症后，整天是身不由己地放屁不止，虽然遍请名医治疗，却百药无效。

怎么办？眼见唐太宗病情日趋严重，太医又不敢胡乱施药，唐太宗只好下诏张贴皇榜征招能治此病的神医。皇宫仪队里的一张姓人士揭榜献方，治好了唐太宗的"气痢"病。那么，这位张姓人士到底用了什么"仙药"呢？据载，很简单，他以牛奶煎煮荜拨，令唐太宗内服，便治愈了他的"气痢"痼疾。具体说来，其所献方剂为牛乳250毫升、荜拨15克同煎煮。取汁一半空腹喝下，日饮一次。荜拨，为胡椒科藤本植物荜拨的未成熟果实，味辛，性热，归胃、大肠经，有温中止痛之功效，且能散胃肠寒邪而止痛。"气痢"是由于寒热不调引起的，牛乳，性微寒，有补虚损、益肺胃、生津润肠之功效。荜拨，性温热，有温中散热、下气止痛之功效。一寒一热，使阴阳得到调和，所以适用此症。

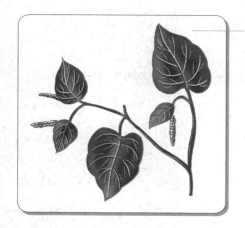

荜拨，为胡椒科藤本植物荜拨的未成熟果实，味辛，性热，归胃、大肠经，有温中止痛之功效，且能散胃肠寒邪而止痛。

本草有三品，
君臣佐使各不同

《神农本草经》按药物的性能分为上、中、下三品，无毒的称上品，120种，为君，主养命以应天，多服久服不伤人，适宜欲轻身益气不老延年者；毒性小的称中品，120种，为臣，主养性以应人，具有补养和祛痰的双重功效，不宜久服；有毒的或药性刚烈的称下品，125种，为佐使，主治病以应地，不可久服，适宜欲除寒热邪气、破积聚、愈疾者。共收载药物三百六十五种，一年三百六十五天，正所谓"三品合三百六十五种，以应周天之要"。

药有上中下三品，性有平和刚烈之分

《神农本草经》将药分为了"上、中、下"三品，《素问·至真要大论》说"主病之谓君，佐君之谓臣，应臣之谓使""君一臣二，制之小也；君一臣三佐五，制之中也；君一臣三佐九，制之大也"。元代李杲在《脾胃论》中重点申明君药分量最多，臣药次之，使药又次之，不可令臣过于君，君臣有序，相与宣摄，则可以御邪除病矣。养生和治病一样，要对症下药，因时、因地、因人制宜。

本草因为性味、功效不同而能起到相互补助的作用。这就像很多人谈恋爱一样，喜欢和自己的性格、爱好方面都一样的人，事实上，和这样的人在一起生活反而少了很多的情趣，少了太多令人感动的东西。当然落差不能太大。差距小了是取长补短，差距大了就是两极分化。用药也一样，几种药配伍使用，如果"性相近"，那么，药物的配伍就不能被很好地体现，如果这样只需一种药物加量就可以了。在实际用药时，只有"性"相投，在防病抗病的过程中，每味药都对人体病患独当一面，自然，治疗病症的效果就显露出来了。说到用药，现如今，说得最多的就是"对症用药"。其实，对于用药来说，这最多只是个原则性、方向性的问题，讲究还有很多。

从"药"字本身来看，古字为"藥"，上边是草部，底下是个"木"字。所以，说得通俗点，药本身就是指"草木"之类的东西。事实上，从《神农本草经》所载的365种药物来看，也基本体现了这一点，其中植物药252种，动物药67种，矿物药46种。可见，草木类药物占据了绝对的优势。或许正是因为这个道理，《说文解字》里也有"药，治病草也"的说法。从这里也可以看出"药"的基本特性就是纠正人体偏性的，可使人体阴阳重新达到和谐。所以，药不能全是"老好人"，有些药可以做"和事佬"，其性多平和，而另一些药则要利用其刚烈之性，即中医上常说的"杀伐之性"，五行之中，"白"字对应金，这也是古代"药"字在中间藏有一个"白"的意思。

说到"药"，与之有密切关系的另一个字就是"毒"，古人云："毒，厚也，害人之草，往往而生。"对于"药毒"，大家要用平和的心态去认识，就是药性比较"烈"而已。药和食物的区别在于，药走的是偏性，这里所谓的偏性就是中药里的"毒"。所以，平常就有"以毒攻毒"的说法，可见，某些特殊的时候，药之毒是能被人体利用的。尤其要区别开来的是，中药之毒和西药之毒有着根本性的区别，中药是讲"气、味"的，中药之毒只是浓厚的意思，是指"气、味浓厚"，而西药的毒性是指直接作用于人体细胞、神经等，对人体造成损害。

从药性不同加工也不同来看，药性有宜丸者，宜散者，宜水煮者，宜酒浸者，宜膏煎者，也有一物兼宜者，还有不可入汤酒者，并随药性，不得违越。

人体是一个整体，从抽样调查结果来看，一个人很少出现一种单纯的病症，而是多种病症存在，或者说病症的出现，是由多个致病因素共同作用的结果。那么，如何理解和利用配伍呢？

就其药与药相互配伍的关系而言，药有阴阳、子母、兄弟等配伍形式。祖国医学将本草的应用，以及药与药之间的配伍关系分成了七个基本方面，称为药物的七情，即单行、相须、相使、相畏、相杀、相恶、相反。这里面除了单行是指以单味药治病外，其余"六情"都属于药物配伍关系。

之所以如此，是因为药物与药物之间因为"性"的相互作用能够很好地增加或者消减主药的功效，甚至在加工中相互起到原本都较少能发挥的疗效。比如，知母与石膏配合，能增强清热泻火的作用，是为相须；黄芪与茯苓配伍可增强黄芪利水消肿的作用，是为相使；生姜与生半夏配伍，可以抑制生半夏的毒副作用，是为相畏；防风与砒霜配伍，能缓解砒霜的毒性，是为相杀；黄芩与生姜配伍，能削弱生姜的温中作用，是为相恶。当然也有"相反"的情况，即两种药物合用能产生毒副作用，如甘遂与甘草配伍就会产生副作用。正是因为这些药物之间繁复的关系，使得人们对本草的"释名""集解""性味归经""功效"等的深入了解变得更加重要。

由此不难看出，把方药按照君臣佐使来划分，不仅可以辨析本草的主次关系和配伍法则，还能结合寒、热、温、凉四气和酸、苦、甘、辛、咸等药物的基本性味，针对疾病的寒、热、湿、燥性质的不同选择用药。热病选寒药，寒病选热药，湿病选温燥之品，燥病须凉润之流，相互配伍，以期药到而病除。

"热病选寒药""湿病选温燥之品"……那么，我们首先需要了解的就是，哪些本草是性平之物，哪些是寒凉之物，哪些是温热之物。这里就日常饮食之物做一个归结，以便选用。

（1）谷类本草

性平：大米、黑米、玉米、豌豆、豇豆、黄豆、扁豆、蚕豆、赤小豆、黑豆、青稞、米糠、番薯（山芋、红薯）、芝麻、燕麦。

性温：西谷米（西米）、糯米、高粱。

性凉：小麦、大麦、粟米（小米）、荞麦、薏苡仁、绿豆。

（2）果类本草

性平：葡萄、大枣、橄榄、葵花子、南瓜子、李子、芡实（鸡头米）、莲子、花生、白果、香榧子、榛子、杨桃、甜杏仁、板栗。

性温：山楂（性微温）、柠檬（性微温）、荔枝、桂圆肉、桃子、椰子、松子仁、核桃仁、杨梅、石榴、佛手柑、橘子、金橘、木瓜、槟榔、菠萝、樱桃。

性凉：草莓、苹果、梨、芦柑、橙子、芒果、柿子、枇杷、无花果、罗汉果、菱。

性寒：香蕉、桑葚、莲子心、西瓜、柚子、猕猴桃、甘蔗、甜瓜。

（3）菜类本草

性平：山药、胡萝卜、包菜、小青菜、菠菜、土豆、芋头、黑木耳、香菇、蘑菇、猴头菇。

性温：葱、大蒜、韭菜、芫荽（香菜）、生姜、雪里蕻、洋葱、平菇、黄花菜、南瓜。

性热：辣椒。

性凉：萝卜（性微凉）、茼蒿、旱芹、水芹、茄子、油菜、茎蓝、马兰头、菊花脑、莴苣（莴笋）、花菜、芦蒿、豆腐（豆腐皮、豆腐干、豆腐乳）、冬瓜、地瓜、丝瓜、黄瓜、裙带菜、金针菇。

性寒：慈姑（性微寒）、西红柿（性微寒）、竹笋（性微寒）、藕、茭白、苋菜（性微寒）、马齿苋、蕹菜（空心菜）、木耳菜、莼菜、发菜（龙须菜）、瓠子、菜瓜、海带、紫菜、海藻、地耳、草菇、苦瓜、荸荠。

（4）肉类本草

性平：猪心、猪肾、鸡蛋、乌骨鸡、鹅肉、驴肉、鹌鹑肉、蝗虫（蚂蚱）、阿胶（驴皮胶）、牛奶、羊奶、人奶、泥鳅、鳗鱼、青鱼、带鱼、黄花鱼、鲈鱼、银鱼、鲥鱼、鳜鱼、鲤鱼、鲳鱼、鲑鱼、墨鱼、鱿鱼、海蜇、牡蛎肉、鲍鱼。

性温：虾（性微温）、干贝（性微温）、猪肝、黄牛肉、牛肚、牛髓、狗肉、猫肉、鸽肉、羊肉、羊肚、羊骨、羊髓、鸡肉、蛇肉、鹿肉、蚕蛹、海马、蚶子（毛蚶）、淡菜、草鱼、鲫鱼、鲢鱼、鲶鱼、鲦鱼、鳟鱼、黄鳝、海参。

性凉：水牛肉、兔肉、鸭蛋、马奶、蛙肉（田鸡）。

性寒：猪肉（性微寒）、鸭肉、马肉、螃蟹、蛤蜊、蜗牛、蚯蚓、田螺、蚌肉、蚬肉、乌鱼、甲鱼。

（5）其他本草

性平：白糖、冰糖、蜂蜜、豆浆、枸杞子、灵芝、银耳、燕窝、玉米须、黄精、天麻、党参、茯苓、甘草、鸡内金、酸枣仁、花生油、橄榄油、冬虫夏草。

性温：何首乌（性微温）、人参、当归、桂花、咖啡、白术、生姜、八角、砂仁、紫苏、丁香、茴香、酒、醋、红茶、红糖、松花粉、紫河车（胎盘）、川芎、黄芪、肉苁蓉、杜仲、饴糖、豆油、菜籽油。

性热：花椒、胡椒、肉桂。

性凉：西洋参、绿茶、薄荷、芝麻油。

性寒：沙参（性微寒）、菊花（性微寒）、槐花（性微寒）、决明子（性微寒）、白芍（性微寒）、金银花、胖大海、苦丁茶、茅根、芦根、酱油、盐。

 ## 上品药为君药，主养元气以应天

无毒的上品药，主要以滋补营养为主。但滋补的药很多，为什么这类药就跟"养命"结合在一起了呢？这里，可以倒着做这样的简单推理：养命就是养元气，那么，元气何在？跟药有什么关系呢？中医学认为，肾闭藏元气。所以，要说调养生命，益补元气，那么，就要看看这些药跟肾有没有关系。肾在哪里？按中医划分，人的五脏是上为心，下为肾，中为脾，两边为肝与肺。所以，就要求吃下去的药直接到达肾。

再回过头来，看看这些药是否能做到呢？对于上品之药，仔细去辨别，很容易就能发现，这类药大多是"阴寒类"或者"金属类"的药，热则为气飘散，而冷寒则凝聚闭藏，前者轻而后者重，"重镇安神"，所以，重、沉之性，则能下坠入肾。当然，并非可以没有节度地吃下去，比如，盐也是能调节身体元气的药，但口味过咸则反而导致肾虚。

再就是跟每个人的体质也有关系，一个基本的前提就是体内没有寒邪，才可滋补。道理很简单，上品之药本身就多为"阴寒之物"，如果本身体内就有寒邪，再去吃上品阴寒之药就无疑是雪上加霜了。阴阳失衡，身体自然要发生病变。此外，虽然上品药没有什么毒性，但跟食物一样，吃得太多，往往会打破体内平衡。

那么，哪些药是属于"上品"之药呢？这里简单归结如下：

（1）草部上品

菖蒲、菊花、人参、天门冬、甘草、干地黄、白术、菟丝子、牛膝、茺蔚子、女萎、防葵、柴胡、麦门冬、独活、车前子、木香、薯蓣、薏苡仁、泽泻、远志、龙胆、细辛、石斛、巴戟天、白英、白蒿、赤箭、菴闾子、菥蓂子、蓍实、赤芝、黑芝、青芝、白芝、黄芝、紫芝、卷柏、蓝实、丹参、络石、蒺藜子、肉苁蓉、防风、蒲黄、香蒲、续断、漏芦、天名精、决明子、飞廉、旋花、兰草、蛇床子、地肤子、景天、茵陈蒿、杜若、徐长卿、王不留行、升麻。

（2）木部上品

牡桂、菌桂、松脂、槐实、枸杞、柏实、茯苓、榆皮、酸枣、蔓荆实、辛夷、五加皮、杜仲、女贞实、蕤核。

（3）谷、果、菜部上品

橘柚、大枣、葡萄、藕实茎、鸡头实、冬葵子、苋实、白瓜子、苦菜、胡麻。

（4）石部上品

丹砂、云母、石钟乳、消石、朴消、滑石、禹余粮、白石英、紫石英、青石脂、赤石脂、黄石脂、白石脂、黑石脂。

（5）兽、禽、虫部上品

龙骨、熊脂、白胶、阿胶、丹雄鸡、石蜜、蜂子、蜜蜡、牡蛎。

中品药为臣药，主养性以应人

"中药120种为臣，主养性以应人。"这里同样是打了个比方，即说中品药是药里的臣子，而且其作用是用来养性的。从药性上的比较来看，尽管这些药一般来说性比较平和，但或多或少地带有一些偏性，可以大体认为其药性介乎上品药和下品药之间。所以，这类药的平和远远达不到可以作为食物"当饭吃"的程度。

为什么要认识中品药呢？认识中品药，实际上就是在提醒现代人没病不能乱吃药。很多人听一些游医说，中品药没有毒性，是补益身体最好的药，所以，有事没事就买些药来"补"身体，这样的说法和做法是欠妥的。客观地讲，中品药尽管毒性小，但只有在生病的时候，才能用它来调和身体。比如，草部中品药之一的干姜，是人们日常生活中会经常用到的一种药，但干姜还达不到食物的这种平和程度，所以不能吃得太多。淫羊藿在一定程度上有助阳的功效，但多吃仍然会适得其反。

那么，中品药养性是怎么回事儿呢？所谓养性，就是修养身心，涵养天性。《孟子·尽心上》："存其心，养其性，所以事天也。"性，通"生"，即"养生"。如果说上品药更多的是在从正面保健身体然后不生病的话，那么，中品药则是有针对性地去预防疾病，再说得明确点，就是"无毒有毒，斟酌其宜，欲遏病补羸者"，即补虚以及治疗疾病。中品药一般无毒或有小毒，多数具有补养和祛疾的双重功效，但相对于上品药来说，则不可久服。

那么，中品药具体都有哪些呢？这里依然结合本草的分类，做一个归结：

（1）草部中品

干姜、葛根、栝楼根、苦参、川芎、当归、麻黄、通草、芍药、蠡实、瞿麦、玄参、秦艽、百合、知母、贝母、白芷、淫羊藿、黄芩、石龙芮、茅根、紫菀、紫草、茜根、白鲜皮、酸浆、紫参、藁本、狗脊、草薢、水萍、地榆、海藻、泽兰、防己、牡丹、款冬花、石韦、马先蒿、女菀、爵床、黄芪、黄连、五味子、沙参、桔梗、萱草。

（2）木部中品

栀子、竹叶、蘖木、吴茱萸、桑根白皮、芜荑、枳实、厚朴、秦皮、秦椒、山茱萸、紫葳、猪苓、白棘、龙眼、木兰、桑上寄生、松萝、卫矛、合欢、干漆。

（3）谷、果、菜部中品

梅实、蓼实、葱实、水苏、瓜蒂、粟米、黍米。

（4）石部中品

石硫黄、石膏、磁石、阳起石、理石、长石、孔公孽、殷孽。

（5）兽、虫、鱼部中品

白马茎、鹿茸、羖羊角、牡狗阴茎、羚羊角、牛黄、麝香、鲤鱼胆、乌贼鱼骨、海蛤、石龙子、白僵蚕、桑螵蛸。

 下品药为佐使，主治病以应地

下品药125种为佐使，主治病以应地，多毒，除寒热，破积聚，不可久服。通俗点讲，就是说下品药是以祛除病邪为主的药物，因为其中很多的药物有毒或药性刚烈，容易克伐人体正气，所以，这类药不能多用，一般以病况为准，使用时能恰到好处，治愈病症即止，不可过量使用。

下品药除病，何以为"佐使"？这里是以有毒没毒为标准来做判断的，从制方之法来看，主治病邪者为君，辅君分治者为臣，应臣向导者为佐使。自然，不同的病症为君为臣之药也各不相同。举个例子说，治湿以防己为君，治寒以附子为君。而且同样是热证，则不同病症的情况也不一样，比如，治上热以黄芩为君，治中热则以黄连为君。那么，佐使如何得以体现呢？以证佐分治是一个原则性的标准，这就要结合体质与病况等多种情况来具体使用。如果身体单薄的话，则对偏性之药不能承受，所以，这个时候要用苦寒纯品的话，则可以用辛热之药为向导而辅佐治之。

再比如，中医学认为，寒宜甘发，所以，凡解利伤寒，以甘草为君，以防风、白术为佐；凡痔漏，以苍术、防风为君，以甘草、芍药为佐；凡诸疮，以黄连、当归为君，以甘草、黄芩为佐。凡疟疾，以柴胡为君，随所发时属经分用引经药佐之；凡眼久病昏暗，以熟地、当归为君，以防风、羌活为臣，以甘草、菊花之类为佐；痢疾腹痛，以芍药、甘草为君，以当归、白术为佐；凡嗽以五味子为君，有痰者以半夏为佐，有喘者以阿胶为佐，有热无热者以黄芩为佐，但分量不同。

（1）草部下品

附子、乌头、天雄、半夏、虎掌、鸢尾、大黄、葶苈、草蒿、旋覆花、藜芦、钩吻、射干、蛇含、恒山（常山）、蜀漆、甘遂、白蔹、青葙子、白及、大戟、泽漆、茵芋、贯众、羊踯躅、芫花、商陆、羊蹄、萹蓄、狼毒、白头翁、鬼臼、连翘、乌韭、鹿藿、蚤休、石长生、牛扁、夏枯草、败酱、白薇、积雪草、蜀羊泉。

（2）木部下品

巴豆、蜀椒、皂荚、楝实、郁李仁、雷丸、桐叶、梓白皮、药实根、黄环、溲疏、鼠李。

（3）谷、果、菜部下品

桃核仁、杏核仁、假苏、苦瓠、大豆黄卷、腐婢。

（4）石部下品

石胆、雄黄、雌黄、水银、凝水石、铁落、铅丹、粉锡、代赭、青琅玕、石灰、白垩、冬灰。

（5）兽、虫、鱼部下品

六畜毛蹄甲、犀角、豚卵、麋脂、龟甲、鳖甲、露蜂房、蟹、蛇蜕、马刀、蛞蝓、斑蝥、蜈蚣、蛴螬、水蛭、蜣螂、蝼蛄、马陆、地胆、鼠妇、衣鱼。

养生治病，本草助全家一臂之力

　　养生之道，就是预防疾病、强身健体之道。静观那些简单的中草药，丝毫不会想到那是动植物生命的结束，仿佛看到的是一个个形状各异的标本，是维护人体健康、拯救生命的灵丹。借鉴本草养生之法，为全家人养生服务，使我们不仅吃得好，而且会活得健康、活得快乐、活得长寿。

 ## 名医妙用本草救得妇人命

　　从前，在杭州有一位名医姓盛。有一天，城外有人找他看病，病情紧急，他叫上儿子就来到了妇人家中，看到这位妇人的口、眼、鼻、耳以及发根和下身出血不止，早已是面白如纸，不省人事。一搭妇人的脉象，盛医生顿时心里明白，因为指下虚大中空、芤而无根。再撬开妇人口一看，舌淡无华，干燥少津。此时，就对站在他身边的儿子说："病由惊、暑而得。惊恐则气血乱于内，夏暑则火热盛于外。盛乱之下，气血逆沸，上溢成衄，下注必流，有经不循，乃成血症。现在气血已脱，危如累卵，命在旦夕矣！"检查完，盛医生便吩咐取一斤烧酒，提一桶新汲的泉水来。然后将妇人扶坐在床边，把两脚放在桶上先用烧酒淋洗，接着把双脚泡进桶内，大约过了一顿饭的工夫，妇人血不流了，人也清醒了。一看妇人有救，盛医生又让人买了一斤海参，除当时给妇人服了50多克外，把余下的切成片，焙干研成细末，每日用米汤送服3次，每次15克，用完为止。后来，妇人果然得治。

很多人很疑惑，流血不止，为什么盛医生不用人参、当归以滋补气血呢？其实，这个问题，师从父学的盛医生之子也曾经有过疑问，在一道回城的路上，即问父亲："血止以后，该补气血，为何弃人参、当归不用，独服海参一味呢？"盛医生说："有形之血不能速生，无形之气宜当急补。别看海参是食品，入药后生血之力捷于归芍，补气之力不弱芪参，因为产在海中才得了海参这样一个名字。今天独用海参一味，补气摄血，急则可以治其标，气血双补，缓则可以图其本，真是标本兼顾，进退不误。至于酒水浴脚，不过是扬汤止沸，只能救个燃眉之急罢了。"儿子听了，方明白了其中的道理。

海参系棘皮动物，其性温，因为其滋补力强，可与人参媲美，因产于海中，故名海参。治肺结核、神经衰弱及血友病样的易出血患者，用作止血剂，还可调治身体虚弱、腰痛、头晕、夜尿频数等症。由此不难看出，海参不仅是酒筵餐桌上的美味佳肴，还是滋补祛病的良药。

日常生活中，正常人不可多食海参，南瓜却是可以常常吃的，能起到补中益气之功效。现代医学研究，南瓜含多种氨基酸及维生素A、B族维生素、维生素C、纤维等。还有"降糖降脂佳品"之誉，患有糖尿病者，常取本品佐餐，不仅可以果腹，而且可以降糖降脂，常吃炒熟的南瓜子还可预防胆结石，防止近视。德国科学家研究发现，经常嚼食南瓜子的人，很少有前列腺疾病的发生。因此，男性步入中年以后，常食南瓜子，可以有效地预防前列腺肥大，可谓一举数得。

那么，南瓜该如何吃呢？这里为你推荐几款食疗方：

南瓜粥

【原料】老南瓜100克，大米50克，精盐适量。

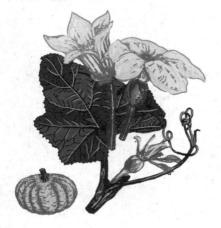

南瓜

【做法】南瓜去皮，洗净切细备用。大米淘净，放入锅中，加清水适量煮粥，待沸时放入南瓜，至粥熟时，入精盐调味服食。每日1次。

【功效】补中益气，解毒杀虫。适用于脾胃虚弱、营养不良、肺痈、水火烫伤、下肢溃疡等症。

绿豆南瓜汤

【原料】绿豆50克，老南瓜500克，精盐适量。

【做法】将南瓜去皮、去瓤，洗净后切块备用；先取绿豆煮至开花，下南瓜，煮至烂熟后精盐调味服食。

【功效】清热解暑，利尿通淋。适用于夏日中暑烦渴、身热尿赤、心悸、胸闷等症，是夏日糖尿病患者的理想饮料。

南瓜仙人掌汤

【原料】南瓜、仙人掌各250克，精盐、味精各适量。

【做法】将南瓜洗净切丁，仙人掌去皮后切丁，用旺火将清水适量烧沸后，放入仙人掌和南瓜煮汤，待熟后用适量精盐和味精调味，饮汤食南瓜和仙人掌。每日早晚各1次，连食1个月。

【功效】降糖降脂。适用于糖尿病、高脂血症的食疗。

 孩子这样饮食更聪明

　　望子成龙、望女成凤是每一位家长孜孜以求的大事。孩子要成材，就必须使其脑力得到充分开发，使聪颖达到自身的最高限度。不少家长在耗费大量精力和经费后，孩子仍然成绩平平，原因何在呢？其影响的因素是多方面的，但其中一个重要的方面，也是常常被家长们所忽视的，那就是吃，或许很多家长听了这话很疑惑，他们认为最没有亏欠孩子的就是"吃"。很多家长认为隔三岔五地就炖鱼吃肉、去麦当劳或者肯德基，怎么就说"吃"出了问题呢？实际上，他们很多时候过分强调以"吃好"作为增加营养的手段，将"好"的标准定位到了那些"贵"的食品上，或者是孩子爱吃的食品上。实际上，吃什么跟买东西一样，需要秉持一个"适合才是最好的"的观念。

　　一项来自日本营养学家的研究结果表明，决定脑功能优劣的因素，虽然与遗传、环境、智力训练等条件有关，但80％以上还是取决于营养。而且脑对营养的富与贫、各种营养物质的偏与衰较为敏感。即人体所摄取食物的"质量"与脑的聪慧是成正比的。并且大脑需要的很多营养物质还不能靠自身合成，而只能通过饮食的搭配来得到解决。那么，在这些认识的基础上，这位营养学专家又给我们开出了怎样的药方呢？在他看来，对脑力的健全发育起到重要作用的有8种物质。适量的碳水化合物（糖类）是脑活动的能源；充足的脂肪可使脑功能健全；充足的维生素C可使脑功能敏锐；充足的钙质能使大脑持续工作；蛋白质是脑从事复杂智力活动的基本物质；维生素类物质可预防精神障碍；维生素A能促进大脑发育；维生素E能保持脑的活力。

　　怎样吃孩子才更聪明呢？一般而言，可以就孩子的饮食做这样的安排：每周吃一次动物内脏，比如，猪肝、动物脑；每周吃1～2次蘑菇；每天吃富含维生素C的水果，如橘子、苹果；每天吃些豆制品和果仁，如核桃；经常吃一些香蕉、胡萝卜、菠菜；多喝牛奶；适量摄取鱼（尤其是深海鱼）、鸡蛋、坚果、大豆、虾皮、紫菜、海带、瘦肉。

此外，这里有三点需要说明：

其一，并非好的东西吃得越多越好。热量是孩子进行各种活动的能量来源。一项来自北京大学儿童青少年卫生研究所的研究结果显示，孩子的合理热量分配比：早餐加点心的热量占全天摄入热量的35％，午餐加午点的热量占全天摄入热量的40％，晚餐的热量占全天摄入热量的25％。再者，从营养均衡的角度来看，摄取一些蛋白质、脂肪、碳水化合物、维生素和矿物质等对孩子的营养有很大的好处。缺乏铁元素可严重降低血红蛋白的生理活性，影响大脑中营养及氧的供应；锌则能增强人体酶的活性，促进新陈代谢；维生素C能使细胞的结构坚固，消除细胞间的松弛或紧张状态，充足的维生素C可使大脑功能灵活、敏锐，提高儿童的智力；蛋白质是脑组织发育代谢的重要物质基础，是脑细胞的兴奋与抑制过程的主要物质，在记忆、语言、思维、运动、神经传导等方面都有重要作用。

其二，健康的烹饪方法是关键。吃什么很重要，怎么吃同样重要。要从最后的结果来看，而不是仅仅从材质上来看，这是非常关键而且很容易被忽视的一点。比如说吃鸡肉，炖出来的和挂炉烤出来的就大不一样。而中国传统的烹饪方法高温、爆炒会造成大量食物营养素的破坏，而孩子的食量有限，如何在烹饪环节保持好食物的营养，这是每位家长要用心考虑的。

其三，饮食只是辅助，努力学习是关键。即营养物质只是一个基础，必须通过用脑学习，才能刺激脑部神经，起到益智的效果，这就像一台材质不错的机器，只有通过使用才能得到更好的磨合。

女性经期要注意饮食

人们在面对大量健康知识的时候，往往是知其然不知其所以然。比如，很多女性知道，经期不能吃太凉的东西，甚至她们还能为你说出个一二三来，比如，有人认为"血热了就跑得快，而冷了就跑得慢"，所以常常是对水果以偏概全，全部排斥。事实上，这大可不必。当然，女性在月经期宜少食生冷之物，因其不仅有碍消化，还容易伤人体之阳气，导致内寒产生，寒性凝滞，甚至使经血运行不畅，轻则经血过少，重则会出现痛经。

再从另一个角度来说，很多人对水果的认识存在误区，以为那些以汁水为主的果实都是凉性的，显然不是这样的。除了西瓜、香瓜(甜瓜)、柚子、柿子、猕猴桃、桑葚、香蕉、芒果、梨、苹果、罗汉果、草莓等之外，水果中还有一类是属于"性情温和"的，比如，荔枝、金橘、石榴、杨梅、桃子、樱桃、蜜橘、桂圆、木瓜等属于性温的水果。此外，大枣、李子、葡萄、杨桃、莲子、橄榄等属于"平和"的食品。对于这两类食物女性在月经期可以适当吃点，这样不仅可以补充水分，还可以补充维生素和矿物质，缓解经期食欲差、腰酸、疲劳等症状。就拿苹果来说，味甘、酸，含有苹果酸、纤维、矿物质、脂肪、糖类、钾、锌等大量营养物质，可生津、止渴、去瘀、止泻、通便，适量吃点儿苹果对经期常见的便秘很有效果。

很多女性经期不愿意吃水果，就是担心性凉的水果会引起痛经，但这种认识往往是让水果"背了黑锅"。中医学认为，饮食生冷、外受寒邪、气血失调、气机不畅、血行受阻、湿热蕴结、肝郁气滞等可能导致痛经的发生，所以，不该仅仅归罪于水果，很多时候，还可以利用水果来调治痛经和美容。比如，取乌梅15克，红糖30克。将乌梅、红糖一起加入砂锅内，加水一碗半，煎至大半碗，去渣成乌梅红糖饮，温服，即有补血止血、美肤悦颜之功效，适用于少女月经过多或功能性子宫出血。取山楂肉15克、桂枝5克、红糖30克，将山楂肉、桂枝装入砂锅内，加清水2碗，用文火煎至1碗时，加入红糖，调匀，煮沸成山楂桂枝红糖汤，即有温经通脉、化瘀止痛的功效，适用于女子寒性痛经及面色无华。取干姜、大枣、红糖各50克，将前两味药洗净，干姜切碎末，大枣去核，加红糖煎成姜枣红糖水，喝汤吃大枣，即可温经散寒，适用于寒性痛经及黄褐斑。取黑木耳30克、红枣20枚，将黑木耳、红枣洗净，红枣去核，两味药加水煮沸，去渣成黑木耳红枣饮服用，即有补中益气、养血止血、美肤益颜之功效，适用于月经过多、贫血及身体虚弱者。

男人养生要益肾补阳

社会给男人的角色定位就是要做有担当的人。中年男人生活在上有老下有小之间，是家中名副其实的"顶梁柱"。"男人味"，即一种"阳刚"的气质。而男人阳气不足，身体多病，自然没有什么阳刚之气。所以，男人在体现自身"阳刚"本色的时候，有赖于阳气的颐养和蓄积。

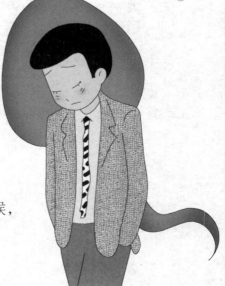

男人是家庭的支柱之一，上面有老人，理所当然地要尽自己的孝道，而下面还有孩子，必须负起教育和培养孩子的责任，中间还要处理好与妻子的关系和担负起养家糊口的重要责任，且不问家庭条件如何，这就是社会对于男人这个角色的定位。在很多家庭中，男人名副其实成为家之"天"，如果一个家庭男人没了，或者是男人倒下了，那么，这个家庭对于女性或者孩子而言就常常会有"天塌下来了"的感觉。

那么，男人该怎么颐养身体、维护健康呢？养肾，因为肾为人体的先天之本。现在我们就从本草的角度出发，进行一个补阳益肾的说明。

从症状表现来看，肾虚的男性多表现出腰酸、肢冷、腿软、性功能减退、耳鸣等症状。所以，这个时候益肾补阳是男性的"重头戏"。从中医的角度来看，此类男性的饮食进补应以补肾助阳、养血固精为本。对于肾虚的男性，冬季进补应多吃鱼、虾、牡蛎和韭菜等食物。冬季还应该多食用一些能够温肾阳、益肾填精、营养丰富、产热量高、易于消化的食物，如羊肉，可补体之虚、益肾之气、提高免疫力。也可食用平和或温性的水果，如大枣、橘子、桃子等，以补血益肾填精，抵御寒邪。从方剂的角度来看，可以采用当归生姜羊肉汤，即用当归20克，生姜30克，羊肉500克，黄酒、调料各适量。将羊肉洗净、切块，加入当归、生姜、黄酒及调料，炖煮约1.5小时，吃肉喝汤即可。

需要说明的是，同样需要益肾补阳，如果本身还兼脾虚的人，其补益就应以补阳运脾为主，多吃健脾的食物，如粳米、山药、大枣、莲子、芡实，以及鳝鱼、鲢鱼、鲤鱼、带鱼、虾等水产类，应在保证每日营养均衡的基础上，多喝山药粥、大枣粥、鲫鱼汤、鲤鱼汤等。

第二章

养生养颜，一切以自然为本

美丽，是人类尤其是女性永远的追求。女人很早就懂得用化妆的方法来使自己变得更加美丽，但『面若桃花，气若幽兰』『清水出芙蓉，天然去雕饰』这样的美是靠纯粹化妆得来的吗？不，天然的美只能来源于自然。本草集天地之灵气、日月之精华，我们可以借助本草的力量来养颜，用本草来调理内脏，生化气血，使人由内而外地变美。

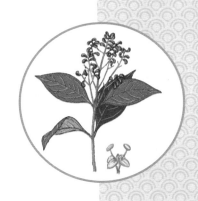

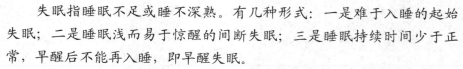

失眠健忘与本草论治

　　失眠指睡眠不足或睡不深熟。有几种形式：一是难于入睡的起始失眠；二是睡眠浅而易于惊醒的间断失眠；三是睡眠持续时间少于正常，早醒后不能再入睡，即早醒失眠。

　　引起失眠的主要原因是精神过度紧张或兴奋，常伴头昏脑涨、头痛、多梦、记忆力减退、神倦、胸闷、注意力不集中、食欲不振、手足发冷等症状，常见于神经官能症等。如果失眠伴情绪不稳、过敏、潮热、出汗、头痛头晕、血压波动等，年龄在45～55岁间的可能是更年期综合征。另外，失眠也可因环境嘈杂，或服用浓茶、饮料、药物，或焦虑、抑郁、疼痛等引起。均应针对病因治疗，镇定安眠。

夜交藤：养血安神，用治失眠

　　【别名】首乌藤、棋藤。

　　【释义】夜交藤是何首乌的藤茎，药用何首乌则是指何首乌的根。

　　【性味】味甘、微苦，性平，无毒。归心、肝经。

　　【功能主治】养血安神。用于阴虚血少所致的失眠。常与合欢皮、酸枣仁、柏子仁、远志等药配合应用。

　　【注意事项】躁狂属实火者慎服。

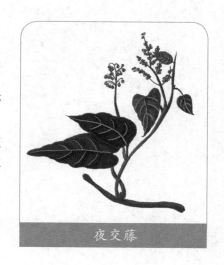

夜交藤

本草治方

● 夜交藤粥

【原料】夜交藤60克，粳米50克，大枣3枚，白糖适量。

【做法】取夜交藤用温水浸泡片刻，加清水500毫升，煎取药汁约300毫升，加粳米、白糖、大枣，再加水200毫升煎至粥稠即可。

【功效】养血安神，祛风通络。适用于虚烦不寐、顽固性失眠、多梦症，以及风湿痹痛等症。

● 夜交藤麦豆汤

【原料】夜交藤10克，小麦45克，黑豆30克。

【做法】将上3味药加水煎煮取汤饮，每日2次。

【功效】滋养心肾，安神。用于神经衰弱、心肾不交所致的失眠、心烦等症。

● 夜交藤乌鸡煲

【原料】乌鸡1只，夜交藤30克。

【做法】将乌鸡洗净入沸水中焯一下，再用凉水冲洗。夜交藤洗净用纱布包好，装入鸡肚内，将鸡放于汤煲中，加入适量姜片、精盐、黄酒及水，先用大火烧开，再用小火煲至鸡烂熟，加味精适量即可。

【功效】本方用治顽固性失眠患者。

● 安神汤

【原料】夜交藤、合欢皮各20克，酸枣仁、柏子仁、猪苓各15克，琥珀10克。

【做法】将上药用水煎服。每日1剂，分3次服用，30日为1个疗程。

【功效】本品主治失眠、健忘。

● 宁神合剂

【原料】夜交藤、百合、生地各15克，炙甘草6克，浮小麦30克，红枣7枚。

【做法】将上药用水浓煎，每日服用2次，临睡前可加服1次。

【功效】养血安神。主治耳鸣眼花、头昏乏力、心悸多梦、入睡难等症。

远志：安神益智，缓解失眠

【别名】葽绕、棘菀、细草。

【释义】本品为远志科植物远志或卵叶远志的干燥根。根形像蒿根，黄色；苗似麻黄而青，又如毕豆；叶像大青但是较小，三月开白花，根长约一尺。春、秋两季采挖根部修整后洗净、晒干，生用或炙用。

【性味】味苦、辛，性温，无毒。归心、肾、肺经。

【功能主治】安神益智，祛痰消肿。主治心肾不交引起的失眠多梦、健忘惊悸、神志恍惚、咳痰不爽、疮疡肿毒、乳房肿痛等症。

【注意事项】有胃炎及胃溃疡者慎用。

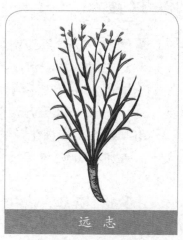

远志

本草治方

● 远志党参汤

【原料】远志（炙）、当归、白术各10克，党参、首乌、桑葚子、茯苓各15克，丹参、黄芪、枣仁（炒）各20克。

【做法】将上药用水煎服，每日1剂，分2～3次服用。

【功效】本方主治神经衰弱，症见失眠、健忘、脑功能减退等症。

● 远志酸枣仁汤

【原料】远志、酸枣仁各15克，虾壳25克。

【做法】将上药用水煎服，每日1剂。

【功效】安神益智。用治神经衰弱。

百合：养阴润肺，清心安神

【别名】蒜脑薯、强瞿。

【释义】本品为百合科植物卷丹、百合或细叶百合的干燥肉质鳞叶。百合三月生苗，高二三尺，秆粗如箭，四周有叶，形状如鸡爪，又似柳叶，青色，近茎处微紫，茎端碧白。百合花有两种：一种五六月时，茎端开出大白花，花瓣有五寸长，花有六瓣，红蕊向四周垂下。一种开红花，叶子细长像柳叶，叫作山丹。

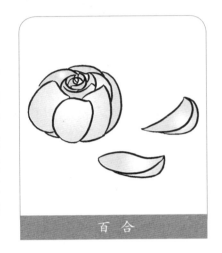

百合

【性味】味甘，性微寒。归心、肺经。

【功能主治】养阴润肺，清心安神。适用于虚烦惊悸、失眠多梦、精神恍惚、阴虚久咳、痰中带血等症。

【注意事项】风寒咳嗽、虚寒出血、脾胃不佳者忌食。

本草治方

●百合猪肉汤

【原料】百合50克，瘦猪肉200克，精盐少许。

【做法】瘦猪肉切成小块，与百合加精盐共煮烂，顿服。

【功效】清热润肺，养血安神。用治神经衰弱之失眠健忘，肺结核之低热、干咳、气促等症。

●百合枣仁汤

【原料】鲜百合50克，生枣仁、熟枣仁各15克。

【做法】将鲜百合用清水浸泡一夜。取生枣仁、熟枣仁水煎，去渣，用其汁将百合煮熟。连汤吃下。

【功效】清心安神。用治神

经衰弱和更年期综合征，适于年老少寐者服食。

加少量冰糖炖化即成。

● 百合红枣炖乌龟

【原料】乌龟（约250克）1只，百合30克，红枣10枚，冰糖适量。

【做法】将乌龟去甲及内脏，切成块，洗净，用清水煮一会儿，放进百合、红枣，继续熬煮，直至龟肉熟烂、药物煮透为度，最后添

【功效】养血安神。可辅助治疗神经衰弱。

● 百合蜂蜜饮

【原料】鲜百合80克，蜂蜜适量。

【做法】将鲜百合与蜂蜜拌和，蒸熟，睡前食。

【功效】养阴除烦。用治虚烦不眠。

莲子：益肾固精，养心安神

【别名】藕实、水芝、莲实。

【释义】本品是睡莲科多年水生草本植物莲的成熟种子。它生在小巧玲珑的莲蓬之中，因为外壳坚硬，古人称之为石莲子。莲子从大暑开始到立冬为止陆续成熟。大暑前后采收的称为伏莲，也称夏莲，其养分足，颗粒饱满，肉厚质佳；立秋以后采收的称秋莲，颗粒细长，膨胀性略差，入口较硬。莲子自古以来是公认的老少皆宜的滋补佳品。其吃法很多，可用来配菜、做羹、炖汤、制馅、做糕点等。

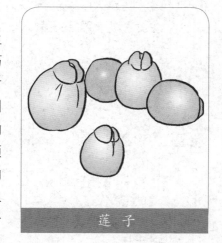

莲 子

【性味】鲜者味甘、涩，性平，无毒；干者味甘、涩，性温，无毒。归心、脾、肾经。

【功能主治】补脾止泻，益肾固精，养心安神。主治心烦、失眠、健忘、大便溏泄、久痢、腰痛、男子遗精、妇人赤白带下等症。

【注意事项】中满痞胀及大便燥结者忌食。

本草治方

莲子百合汤

【原料】莲子（带心）15克，百合30克，麦冬12克。

【做法】将上3味药加水煎服。

【功效】本方用带心莲子以清心宁神；百合、麦冬亦有清心宁神之效。用于病后余热未尽、心阴不足所致心烦口干、心悸不眠等症。

莲子枣仁汤

【原料】莲子、枣仁、龙眼肉各30克，米醋30毫升。

【做法】将前3味药加水500毫升煮熟，然后倒入米醋再煮3～5分钟。每晚服用1次，经常服用有效。

【功效】本方安神催眠，适用于神经衰弱、心悸、失眠。

百合莲子粥

【原料】百合、莲子肉各15克，粳米、精盐各适量。

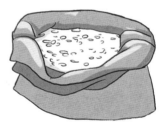

粳 米

【做法】将百合、莲子肉及粳米洗净后放入锅内，加1000毫升清水煮至莲子熟烂，加适量精盐调味即可。

【功效】益肾补脾，养心安神。适于心烦易躁、失眠多梦者食用。

酸枣仁：宁心安神，养肝敛汗

【别名】酸枣核、枣仁、山枣核。

【释义】本品为鼠李科植物酸枣的种子。酸枣8~9月结果，核果近球形，先端钝，熟时暗红色，有酸味。秋季果实成熟时采收，将果实浸泡一宿，搓去果肉，捞出，用石碾碾碎果核，取出种子，晒干。

【性味】味甘、酸，性平，无毒。归心、脾、肝、胆经。

【功能主治】宁心，安神，养肝，敛汗。主治虚烦不眠、惊悸怔忡、烦渴、虚汗等症。

【注意事项】凡有实邪郁火及患有滑泄症者慎服。

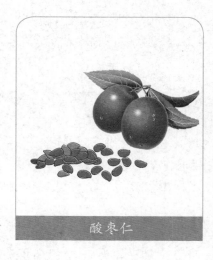

酸枣仁

本草治方

● 酸枣仁汤

【原料】酸枣仁15克，茯苓12克，知母10克，川芎9克，甘草4克。

【做法】将上药用水煎服，每日1剂。

【功效】养血安神，清热除烦。主治虚烦不眠，症见失眠心悸、虚烦不安、头目眩晕、夜间盗汗、咽干口燥、舌红、脉弦细等。

● 芹菜酸枣仁汤

【原料】鲜芹菜90克，酸枣仁9克。

【做法】将芹菜洗净切段，同酸枣仁一起放入锅中，加适量水共煮为汤。

【功效】平肝清热，养心安神。适用于虚烦不眠、神经衰弱引起的失眠、健忘，以及高血压引起的头昏目眩等症。

抗衰延年与本草论治

　　在中华民族几千年的养生文化中，长寿一直是人们养生所追求的终极目标和愿望。为了长生不老，有多少人孜孜以求，遍寻仙方。但是事实证明人是不可能长生不老的，所有的生命都有其最终的寿限。中医文化认为"尽终其天年"就是养生的最高境界。那么，多大岁数才能称为"天年"呢？《黄帝内经》说"上古之人，春秋皆度百岁，而动作不衰"。这说明，早在几千年前，充满智慧的中国人就能按照自然界的运行规律来推演人的一生了。本草治方作为中医养生文化的一个重要组成部分，对于我们的延年益寿起到了重要作用。

银耳：强心健脑，益气安神

　　【别名】雪耳、银耳子、白木耳等。

　　【释义】银耳原本寄生于腐朽的树木上，现已采用人工培植。其子实体呈纸白色或乳白色，胶质，半透明，柔软有弹性，由数片组成，形似菊花、牡丹或绣球。以朵大体轻、黄白色、有光泽、胶质厚者为佳。

　　【性味】味甘、淡，性平。

　　【功能主治】滋阴养胃，润肺生津，强心健脑，益气安神。主治肺热咳嗽、肺燥干咳、妇女月经不调、胃炎、大便秘结等症；对阴虚火旺患者是一种良好的补品。

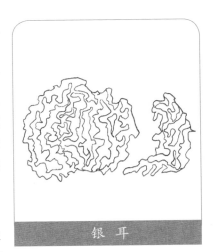

银耳

【注意事项】阳虚畏寒、大便易溏者及感冒、咳嗽痰多者忌食。

本草治方

● 银耳桂圆汤

【原料】银耳、甜杏仁各15克，桂圆肉30克，冰糖适量。

【做法】将桂圆肉入陶罐加水炖成桂圆汤。将银耳用冷水浸泡，胀发去掉黄蒂及杂质，洗净后放入炖盅内，加入清水，没过银耳，上蒸笼炖1小时左右取出待用。杏仁用水浸30分钟后捞出，去皮洗净放入另一炖盅内，上笼蒸2小时取出，再把银耳、杏仁倒入桂圆汤即成。每天早晨服食。

【功效】常食本品能起到强身健体、抗衰老的功效。

● 银耳鸡汤

【原料】银耳20克，鸡汤300毫升，胡椒粉少许。

【做法】将银耳加水浸泡6小时，洗净，再置温水中浸泡至完全膨胀。鸡汤中加入银耳，大火烧沸后倒入蒸锅中，用小火蒸30分钟，加少许胡椒粉即可。每日1

次，常食有效。

【功效】益气补肺，滋阴润肤。适用于肌肤粗糙无华、早生皱纹等症。

● 银耳煨红枣

【原料】银耳30克，红枣50枚。

【做法】将银耳去蒂分数片，用凉开水浸泡1～2小时备用。红枣先用水洗净，泡30分钟后煮沸，去头煎水，加水适量再煮30分钟取汁，入银耳，再行炖煨至银耳熟烂即可。

【功效】补气养血，润肺滋阴。适用于颜面不丰、面色萎黄者。

● 冰糖银耳

【原料】银耳30克，冰糖适量。

【做法】将银耳去蒂分数片，用凉开水浸泡1～2小时后煮，煮沸后用文火炖煨，待将烂时加适量冰糖后继续煨炖至银耳熟烂即可，分次服完。

【功效】久服本方对面肌不丰且少光泽者有一定的疗效。

人参：补益五脏，轻身延年

【别名】黄参、血参、人衔、神草、地精等。

【释义】人参生长在辽宁东部、吉林东半部及黑龙江东部。二、四、八月上旬采根，竹刀刮，曝干，不要使之见到风。根像人形者最好。人参容易被虫蛀，要放在新容器中密封保存，可以存放多年而不坏。

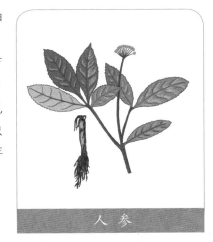

人 参

【性味】味甘，性温，无毒。

【功能主治】补五脏，安精神，定魂魄，止惊悸，除邪气。能明目开心益智，久服可轻身延年。主治五劳七伤、虚损羸弱，止呕秽，补五脏六腑，保中守神，消胸中痰，可治肺痿、痢疾、冷气逆上、伤寒不下食、体虚而多梦纷纭。

【注意事项】无论是煎服还是炖服，都忌用五金炊具。服用人参后忌吃各种萝卜和海味，忌饮茶。

本草治方

● 人参莲肉汤

【原料】人参10克，莲子(去心)10枚，冰糖30克。

【做法】将人参切片，与莲子同放碗内，加适量水浸泡，再加入冰糖，放蒸锅内隔水蒸1小时，把人参片捞出；次日再加莲子如上法蒸；人参可连用3次，最后一并吃掉。每日早晨服1次，喝汤，吃莲肉。

【功效】补气益脾，健体强身。适用于病后体虚、脾虚消瘦、疲倦等症。健康人常服有强壮体质、保健延年的效果。

● 黄芪人参粥

【原料】炙黄芪30～60克，人参3～5克(或党参15～30克)，白糖少许，粳米100～150克。

【做法】先将黄芪、人参(或党参)切成薄片，用冷水浸泡半小时，入砂锅煎沸，后改用小火煎成浓汁。取汁后，再加冷水如上法煎汁一次，去渣，将两煎药液合并，分两份于每日早晚同粳米加水适量煮粥。粥成后，入白糖少许，稍煮即可。人参亦可制成参粉，调入黄芪粳米粥中煎煮服食。间断服食。

【功效】补正气，疗虚损，健脾胃，抗衰老。

● 人参粥

【原料】人参末3克(或党参末15克)，冰糖少许，粳米100克。

【做法】将上3味药同入砂锅煮粥即可。每日1次，连服数月。

【功效】益元气，补五脏，抗衰老。

● 参归炖猪心

【原料】人参、当归各60克，猪心10个。

【做法】将人参、当归分装入10个猪心中，用清水煮1小时后取出，去药，切片食。每日酌量食用，连食数周。

【功效】益气养血，养心安神。常食可延年益寿。

● 人参炖鸡

【原料】人参5克，童子鸡1000克，当归、黄芪、甘草各5克，枸杞子2克，糯米50克，红枣5枚，鲜栗子15克，干白果10克，洋葱、生姜、精盐、胡椒粉各适量。

【做法】将糯米洗净，浸泡一夜，备用；取栗子仁剖成两半；红枣去核；银杏在滚水中煮熟，去外皮；其他药材洗净备用；将童子鸡的内脏掏空，洗净；在鸡肚内放入泡好的糯米和栗子仁、红枣、白果，用细线捆好，将两条鸡腿交叉绑好，以免糯米流出。把鸡放入砂锅内，加水烧开后，放入人参、当归、黄芪、甘草、枸杞、生姜、洋葱，改中火炖1小时；待鸡肉和鸡肚内的原料熟透后，捞出药材和生姜、洋葱，放入盐、胡椒粉调味即可。

【功效】本方补血益气、益寿延年，适用于气血两虚、抵抗力低的人。常食本品可益寿延年。

燕窝：养阴润燥，益气补中

【别名】燕室、燕盏、燕菜、金丝、燕根等。

【释义】燕窝是部分雨燕和金丝燕的巢穴，多建在热带、亚热带部分雨燕和的悬崖绝壁上。金丝燕在每年春季开始做窝，它的口腔里能分泌出一种胶质唾液，吐出后经海风吹干，就变成半透明而略带浅黄色的物质，这是燕窝的主要成分。金丝燕用这种唾液和着纤细的海藻、身上的绒羽和柔软的植物纤维等做成的巢穴，即我们所说的"燕窝"。

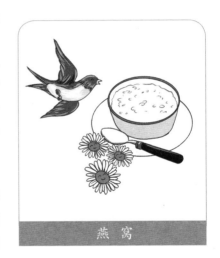

燕窝

【性味】味甘、淡，性平。

【功能主治】养阴润燥，益气补中。用治虚损、咳痰喘、咯血、久痢等症，适宜于营养不良、体质虚弱、久痢久疟、痰多咳嗽、老年慢性支气管炎、支气管扩张、肺气肿、肺结核、咯血吐血和胃痛患者食用。

【注意事项】一般食用燕窝期间宜少吃辛辣油腻食物，不抽或少抽烟。

雪蛤银耳炖燕窝

【原料】雪蛤、燕窝、银耳各3克，冰糖30克。

【做法】将雪蛤、燕窝、银耳用温水浸透。挑去燕窝中的燕毛，将燕窝撕成条状；雪蛤漂洗干净，刮去黑色杂质，切成小块；银耳撕成瓣状。将燕窝、雪蛤、银耳放进炖盅，加沸水1碗，把炖盅盖上，隔水炖之。待锅内水开后，先用大火炖30分钟，后用中火炖1小时，加进冰糖后再用小火炖30分钟即可。炖好取出，待温后食用。

【功效】补肺养颜，补虚去损。适用于气喘干咳、阴虚盗汗等症。常食本品，能益气养血，养胃润肺。肺胃虚寒、腹泻患者不宜食用；湿热者不宜多用；糖尿病患者也不宜食用。

燕窝粥

【原料】糯米100克，燕窝(干品)5～10克。

【做法】先用温水将燕窝浸润，去杂质，然后用清水洗净，与糯米一起用文火煲2小时即可。

【功效】大养肺阴，益气补脾。燕窝可使肺得滋补而皮毛润滑、中气足、气血生化旺盛、青春容颜常驻，糯米亦能和中益气，协助燕窝养颜美容。

燕窝虫草汤

【原料】燕窝5克，冬虫夏草3克，雪耳15克，冰糖25克。

【做法】先用水炖燕窝，后加入冬虫夏草、雪耳、冰糖再煮15分钟。饮汤并食燕窝、虫草、雪耳。

【功效】补肺滋肾，养颜止咳。主治阴虚燥热、咳嗽无痰或痰少难出、鼻干面晦、呼吸气促，或盗汗、咳血等症。常服此方健身延年。

杏仁燕窝

【原料】水发燕窝25克，甜杏仁50克，椰浆、植物奶各50毫升，清晨采摘的椰子1个，白糖250克。

【做法】将鲜椰子去外皮，

以蒂处为圆心，以8厘米为直径画圆，用刀沿圆周画线开盖，将椰水倒入碗中，兑入椰浆、植物奶待用；将发好的燕窝撕碎，散入碗中，加入清水250毫升、白糖50克，将泡好、去皮的杏仁放入，一起上笼蒸10分钟；起出滤去原汁，放入洗净的椰盅内；锅中入清水500毫升，加入白糖，烧开熬化，打去污沫，用干净湿纱布过滤，滤汁加入盛好燕窝、杏仁的椰盅内，盖上椰盅盖，上笼大火蒸10分钟；取出，兑入椰水、椰浆、植物奶，调匀；盖上椰盅盖，再蒸5分钟即成。

【功效】常食本品可延缓衰老、润泽肌肤、祛除皱纹。

牛肉：安中益气，强壮筋骨

【释义】本品为牛科动物黄牛或水牛的肉。

【性味】味甘，无毒。

【功能主治】安中益气，养脾胃，补虚，强筋骨，消水肿，除湿气。用治虚损羸瘦、消渴、脾弱不运、痞积、水肿、腰膝酸软等症。

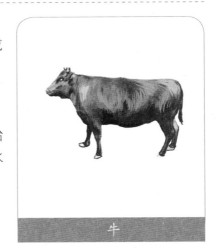

牛

本草治方

● 鸡蛋牛肉汤

【原料】瘦牛肉500克，鸡蛋50克，熟芝麻25克，韭菜花10克，大豆油30毫升，大葱、白皮大蒜、精盐、味精、酱油、胡椒粉、辣椒粉各适量。

【做法】用适量豆油将辣椒粉炸成辣椒油待用；将牛肉放入锅内煮熟，捞出；牛肉趁热撕成牛肉丝放入盘中；加酱油、蒜末、胡椒粉、辣椒油、精盐、韭菜花拌匀备用；再将葱丝在油锅里炸香，加适量清水煮沸；将鸡蛋打散入锅中，煮熟，放味精调味；将鸡蛋汤浇在牛肉丝上，再撒上熟芝麻即成。

【功效】益气血，强健筋骨。常食可益寿延年。

大白菜：清热除烦，益胃生津

【别名】黄芽菜、绍菜、胶菜。

【释义】大白菜有宽大的绿色菜叶和白色菜帮儿，多重菜叶紧紧包裹在一起形成圆柱体，多数会形成一个密实的头部。被包在里面的菜叶由于见不到阳光，绿色较淡，或呈淡黄色。

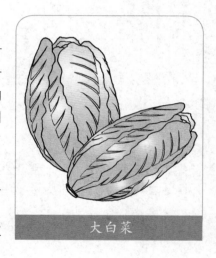
大白菜

【性味】味甘，性微寒。

【功能主治】清热除烦，益胃生津，利小便，利肠道。主治烦热口渴、小便或大便不利、感冒发热或痰热咳嗽等症。

【注意事项】腹泻者、气虚胃寒者忌食大白菜；忌食隔夜的熟白菜和未腌透的大白菜；大白菜宜顺丝切。

本草治方

● 肉皮烧白菜

【原料】大白菜250克，胡萝卜100克，鲜猪肉皮250克，水发香菇30克，瘦猪肉50克，食用油、姜丝、葱花、精盐、味精各适量。

【做法】将大白菜、胡萝

卜、猪肉皮、水发香菇、瘦猪肉分别洗净，切成条状，备用。炒锅上火，加油烧热，下肉皮、猪肉煸至变色，放入姜丝、葱花、大白菜、胡萝卜、香菇、精盐及清水少许，烧至入味后点入味精即成。

【功效】猪肉滋阴养血；大白菜利水泽肤；猪肉皮滋阴润燥；胡萝卜健脾和胃、壮阳补肾。合而食之，有滋阴养颜、和血润肤之功效。

栗子烧白菜

【原料】大白菜心300克，栗子100克，火腿、竹笋各10克，湿淀粉15克，猪油25克，花生油125毫升，精盐、味精、白糖、香油各适量。

【做法】将白菜心根部用小刀削成尖形，一破两半，切成7厘米长、0.6厘米宽的白菜条(菜根处竖着切几刀，使整个菜心相连)，火腿、竹笋切成片。每个栗子上切一十字小口(切破栗子皮即可)，锅内加水，放入栗子把皮煮软，趁热把栗子皮剥下。将花生油倒入锅内，上火烧六成热时，

下入栗子、白菜，稍微炸一下，捞出控净油。炒锅放火上，放入猪油，随即下入白菜、栗子、火腿片、竹笋片、精盐、味精、白糖。用大火烧开，再用小火焖5分钟，用水调淀粉勾芡，点香油出锅即可。

【功效】本品汁鲜味美、酥烂适口。经常食用有益寿延年之功效。

红枣白菜牛奶汤

【原料】大白菜250克，红枣8枚，牛奶100毫升，鸡蛋1枚，米酒、精盐、葱花各适量。

【做法】将大白菜心洗净切5厘米长的段，沸水氽过捞出；红枣加清水2碗，煮半小时至1小时，加入牛奶、精盐、米酒、葱花，待滚沸后入白菜心，再滚沸后打入鸡蛋，迅速搅散成蛋花即可。可做早晚餐服食。

【功效】补血养颜，洁肤润肤。适用于容颜憔悴、肌肤粗糙者。

乌发亮发与本草论治

　　拥有一头健康、柔顺、自然、亮泽的迷人秀发，是每个人梦寐以求的。可是很多人经常光顾、流连于各个理发店之间，更有爱美的女性朋友甚至同时成为几个美容美发店的顶级"金卡"会员。其实，单靠各种各样的洗发水、保湿喷雾和营养护发素来保养头发只是治标，要想拥有一头真正健康的头发，还得从根本上抓起，从营养头发生长的源头抓起，这恰恰是很多人容易忽略的问题。

　　中医学认为，肾藏精，其华在发。毛发的营养虽来源于血，但其生机实根于肾。肾为先天之本，是藏精之脏，不仅藏先天之本，还藏水谷化生之精气，即后天之精，能滋养脏腑组织，是维持生命和生长发育的基本物质。头发的盛衰和肾气是否充盛关系非常密切。而本草治方可以从调理人体的脏腑功能着手来滋养头发。

何首乌：补益肝肾，乌发亮发

　　【别名】首乌、红内消、马肝石、交藤、夜合。

　　【释义】何首乌春天生苗，然后蔓延在竹木墙壁间，茎为紫色，叶叶相对，像薯蓣但没有光泽。夏、秋开黄白花，结的子有棱角，似荞麦而细小，和粟米差不多大。秋、冬采根，大的有拳头般大，各有五个棱瓣，似小甜瓜，有赤色和白色两种，赤色的是雄的，白色的为雌的。三四月采根，八九月采花，

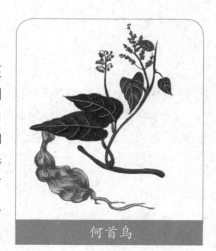

何首乌

九蒸九晒，可以当粮食。

【性味】味苦、涩，性微温，无毒。

【功能主治】补肝肾，益精血。用治肝肾精血亏虚而致眩晕耳鸣、腰膝酸软、体倦乏力、头昏目眩等症。

【注意事项】忌与动物血、无鳞鱼，以及葱、蒜、白萝卜同食；忌用铁锅煎煮何首乌。

本草治方

● 人参首乌酒

【原料】人参、制首乌、黄精、当归、玉竹、枸杞子各30克，黄酒1500毫升。

【做法】将除黄酒外的其余药切成小片，与黄酒一起置入容器中，密封浸泡7天即成。每次服20毫升，早晚各1次。

【功效】润肤乌发，益寿延年。适用于面色不华、身体羸弱、容颜憔悴、皮肤毛发干燥，甚则须发枯槁等症。

● 首乌膏

【原料】制何首乌1000克，白茯苓750克，枸杞子、菟丝子、当归、补骨脂、黑芝麻、蜂蜜各250克。

【做法】将上药（除蜂蜜外）共研细末，加水5000毫升，浸泡

1小时，煎煮40分钟后滤汁。再在药渣中加水2500毫升，浸泡1小时，煎煮40分钟后滤汁，照上述方法煎煮第三次。最后将3次的药液合并，用文火煎煮，煮成浓汁后加蜂蜜，再熬至滴汁成珠时停火，用消毒后的瓷器贮存。每次1汤匙，开水冲服，早晚空腹各服1次。

【功效】补肾生精，益精养血。久服可使头发乌黑发亮。大便易溏者宜每日服1次。

● 首乌延寿丹

【原料】制何首乌210克，杜仲、牛膝、女贞子、桑叶各15克，黑芝麻、旱莲草、豨莶草、金樱子各30克，金银藤、生地黄各7.5克。

【做法】将以上诸药研为细末，炼蜜为丸。每次服用10克，

每日2次，温水送服。

【功效】补益肝肾，补血养血。主治须发早白、头晕目眩、耳聋耳鸣、腰膝无力、四肢酸麻、夜尿频数等症。

首乌芝麻炖黑豆

【原料】何首乌、黑芝麻、旱莲草各500克，黑大豆1500克。

【做法】将以上诸药加水浸泡6小时，再以小火煎至豆熟无水，不煳为度；将豆子拣出。每日早晚空腹时各服30粒。

【功效】滋阴补血。适用于青年白发、脱发。服药期间禁辛辣食物及烟酒，避免过度脑力劳动及房事。

首乌炖鸡肉

【原料】何首乌50克，鸡肉500克，料酒、淀粉、精盐、酱油、味精、食用油各适量。

【做法】将首乌切片，用砂锅文火煮20～30分钟，滤汁备用；将鸡肉洗净切丁放入碗内，加料酒、味精、精盐、淀粉搅拌均匀待用。炒锅内放油烧热，将鸡丁放入油中炸后倒入漏勺待用。锅中留少许油，加入鸡丁、料酒、精盐、酱油、首乌汁快速翻炒，入味后用湿淀粉勾芡，出锅装盘食用。

【功效】本方可滋补肝肾、乌须发、悦颜色，是乌发美容的佳品。

首乌汤

【原料】何首乌10克。

【做法】将上药水煎，取汁，每日分2次温服。

【功效】具有补血养肝、补肾益髓的功效。主治须发早白、血虚头晕，以及肝肾阴虚所致筋骨酸痛、腰膝酸软等症。

首乌生地汤

【原料】何首乌60克，生地黄40克，当归、胡麻仁各30克。

【做法】将上药用水煎煮，每日1剂，分2次服用。

【功效】补肝益肾，补血填精，清热生津。主治肝肾不足、阴血亏虚而致腰膝酸痛、遗精、带下、须发早白等症。

黑芝麻：养血益精，治须发早白

【别名】巨胜、脂麻、胡麻、油麻。

【释义】本品为芝麻的干燥成熟种子。每年秋季果实成熟时采割植株，晒干，打下种子，除去杂质，再晒干备用。

【性味】味甘，性平。

【功能主治】养血益精，润肠通便。主治肝肾不足所致的头晕眼花、耳鸣耳聋、须发早白、病后脱发、肠燥便秘、肌肤干燥、腰膝痿软等症。

【注意事项】脾虚、大便易溏、阳痿、遗精及妇女白带过多者忌食。

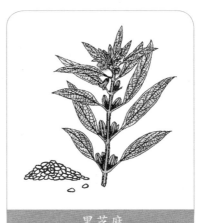

黑芝麻

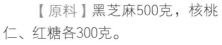
本草治方

● 黑芝麻桑葚糊

【原料】黑芝麻、桑葚各60克，大米30克，白糖10克。

【做法】将大米、黑芝麻、桑葚分别洗净，一同放入石钵中捣烂，砂锅内放清水3碗，煮沸后放入白糖，再将捣烂的米浆缓缓调入，煮成糊状即可。

【功效】补肝肾，润五脏，祛风湿，清虚火。常食可治病后虚羸、须发早白、虚风眩晕等症。

● 黑芝麻糕

【原料】黑芝麻500克，核桃仁、红糖各300克。

【做法】将黑芝麻炒熟，核桃仁用麻油炸酥，共研末备用。锅置火上，锅内加红糖及适量水，待红糖溶化后，再边入以上药末边用筷搅之，下完调匀后停火，趁热倒入已涂过熟油的木盆内，以板压平，待冷却后切成薄片即可。可随意服食。

【功效】补肾健脑，润肠通便。适用于头发枯黄兼有头晕或大便干结者。

● 黑芝麻浆

【原料】黑芝麻500克，豆浆300毫升。

【做法】将黑芝麻炒熟研末，备用。再将豆浆煮沸，将黑芝麻粉2汤匙加入调匀，每日1次，早上空腹服。

【功效】补肺肾，润肌肤。适用于头发枯黄而兼有皮肤偏干燥者。

● 黑芝麻枸杞饮

【原料】黑芝麻、枸杞子各20克，何首乌15克，杭菊花10克，冰糖5克。

【做法】将黑芝麻洗干净，与枸杞子、何首乌、杭菊花一同

放入砂锅内，加清水，文火炖40分钟，加入冰糖，再炖20分钟即可。每日清晨服1剂，10日为1个疗程。月经期间停服，可坚持常年饮用。

【功效】滋补肝肾，泽颜美发，养血益精。血压偏高的中年妇女适宜饮用，既可美发，又能治病。

● 乌发养颜长寿鸡

【原料】黑芝麻、桑葚子各20克，胡桃仁50克，蜂蜜25克，母鸡1只，猪油、精盐、味精各适量。

【做法】将母鸡宰杀，去毛，洗净，切腹去内脏，去爪尖、翅尖、腚尖。将黑芝麻、桑葚子、胡桃仁分别研细，放入洗净内脏的鸡腹中。然后置于瓷盆中加入蜂蜜、精盐、猪油，放入蒸锅内蒸至鸡烂熟，加入味精即可。每日2次，中晚餐佐食。

【功效】补气血，益肝肾，润皮肤，乌须发。适用于肝肾亏虚而致须发早白或中年脱发者。

黑豆：健脾益肾，乌发养发

【别名】黑大豆、乌豆等。

【释义】本品为豆科植物大豆的黑色种子。大豆在我国各地均有分布。于每年秋季采收成熟荚果，晒干后除去荚壳备用。

【性味】味甘，性平，无毒。

【功能主治】活血利水，祛风解毒，健脾益肾。主治肝肾阴虚所致须发早白、头晕目眩，或肾虚阴亏所致视物昏暗、消渴多饮、小便频数、腹中挛急作痛或泄痢腹痛、脚气水肿、腰痛，或湿痹拘挛等症。

【注意事项】消化不良、大便易溏者忌服；忌与蓖麻子、厚朴同用。

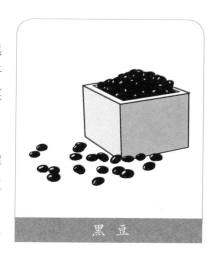

黑 豆

本草治方

三豆乌发糕

【原料】黑豆、蚕豆、赤小豆各100克，糯米500克，蜂蜜、糖桂花、青梅丝、果脯料各适量。

【做法】将蚕豆（去皮）、黑豆、赤小豆加水适量，用小火煮烂后碾成泥状，加蜂蜜调成泥状馅。糯米上笼蒸熟，将糯米饭和三豆馅分层摊放在纱布上，压平，切成小块即可。或在米糕中间和上面加入糖桂花、青梅丝、果脯料等。可做点心或主食。

【功效】健脾补肾，清热解毒，乌发润发。适用于须发早白、枯黄干燥等症。

黑豆雪梨饮

【原料】黑豆30克，雪梨1～2个。

【做法】将梨切片，加适量水与黑豆一起放锅内大火上煮开后，改小火炖至烂熟。吃梨喝汤。每日2次，连用15～30日。

【功效】滋补肺肾。对肺阴亏损有补益作用，且为乌发佳品。

黑豆羹

【原料】黑豆30克，红枣、生山楂各5枚，蜂蜜适量。

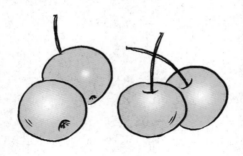

山楂

【做法】红枣、山楂去核，与黑豆一起加水750毫升，先浸泡1小时后煮沸，再以小火煮至黑豆等熟烂为度。可加蜂蜜适量，分2～3次食完。食完后如法再煮。

【功效】活血通络，滋补脾肾。用治头发枯黄、稀疏、缺少光泽等症，可久食。

黑豆酒

【原料】黑豆100克，白酒250毫升。

【做法】将黑豆炒熟，入酒中密封浸泡15～30日，每日振摇1～2次。届时可开封饮用，每次30毫升左右，中午、晚上各1次，可久服。

【功效】补肾活血，用治头发枯黄、头皮痒或有头屑者。

洁齿固牙与本草论治

　　拥有一口整齐、坚固、洁白的牙齿是每个人的愿望。牙齿不好看，不仅影响美观，更关系到健康问题。比如，牙齿松动，久而久之便会导致脱落，一旦牙齿脱落，就会影响对食物的咀嚼和消化；还有人经常牙痛，会严重影响对食物的咀嚼，这样势必影响小肠的吸收，使人体营养不足，进而影响身体的健康。

　　下面就为你介绍一些洁齿固牙的本草治方。但需要提醒的是，在利用本草治方时，还应该经常漱口、刷牙，保持口腔清洁卫生，并积极治疗牙齿及口腔的各种疾患，避免大量吸烟、饮酒、喝茶、食糖等。

骨碎补：补肾壮阳，接骨疗伤

【别名】猴姜、石岩姜、毛姜、申姜等。

【释义】本品为水龙骨科植物槲蕨的根茎。主要产于我国中南、西南地区，以及浙江、福建、台湾等地。全年均可采挖，除去叶、鳞片，切片干燥后入药。

【性味】味苦，性温。

【功能主治】补肾壮阳，活血止血，接骨疗伤。主治耳鸣及肾虚久泄、牙痛等。

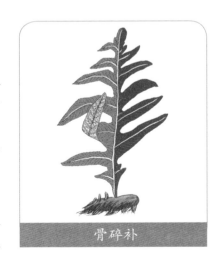

骨碎补

【注意事项】阴虚内热者忌用，忌过量服用。

本草治方

● 骨碎补六味汤

【原料】骨碎补20克，山茱萸、熟地黄、茯苓各10克，泽泻4克，牡丹皮15克。

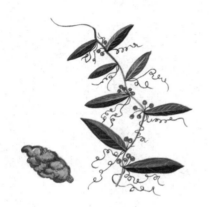

茯 苓

【做法】将上药用水煎服，每日1剂，分2次服用。

【功效】滋补肝肾，涩精止痛。主治肝肾不足所致的耳鸣耳聋、牙齿松动、牙痛等症。

● 骨碎补茶

【原料】骨碎补10克。

【做法】将骨碎补研粗末，用绵纸包扎成袋，放入杯中，倒入沸水30毫升，加盖闷20分钟。以此茶水含漱约2分钟，吐掉后再喝此茶含漱，连续5~6次即停。隔2小时左右，如上法再含漱。

【功效】本方适用于牙齿疼痛、牙龈不红肿的患者。

● 骨碎补汤

【原料】骨碎补10克。

【做法】将骨碎补用水煎煮半个小时，去渣取汁，分2次温服。

【功效】补肾活血，止血止痛。主治肝肾不足所致的牙齿疼痛、腰痛、风湿痹痛、耳鸣，以及跌打损伤等症。

桑寄生：补益肝肾，强健筋骨

【别名】寄生、桑上寄生。

【释义】本品为桑寄生科植物桑寄生的干燥带叶茎枝。冬季至次春采割，除去粗茎，切段，干燥，或蒸后干燥备用。

【性味】味苦、甘，性平。

【功能主治】补肝肾，祛风湿，强筋骨，安胎。用治风湿痹痛、腰膝酸软、筋骨无力、妊娠漏血、胎动不安、崩漏经多、高血压等症。

【注意事项】中满痞胀、痰湿内蕴及大便不实者忌食。

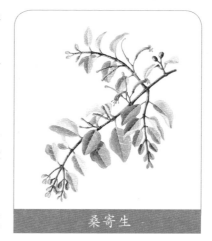

桑寄生

本草治方

● 桑蒲熘蛋泥

【原料】桑寄生、香蒲各5克，鸡心、鸡肝各10克，鸡蛋黄3个，芝麻油50毫升，精盐、味精、绍酒各适量。

【做法】先将桑寄生、香蒲洗净，烘干研成细末备用；鸡心、鸡肝洗净，剁成泥状；鸡蛋黄搅散；鸡肝、鸡心泥加入绍酒、味精、精盐拌匀，5分钟后，加入鸡蛋黄、中药末拌匀成药糊。净锅置火上，加入芝麻油，烧至五成热时，放入药糊熘炒，熟后起锅入盘。每日佐餐食用。

【功效】滋阴养血，固齿长发。适用于胃阴不足所致的牙齿失健，以及肾阴不足、虚火上炎所致的牙齿肿痛等症。

栗子：健脾养胃，补肾强筋

【别名】板栗、大栗、栗果、毛栗等。

【释义】本品为壳斗科植物栗的种仁。以山东、浙江产者为佳，华北、西南和长江流域各地栽培较为集中，产量较大。秋季采收成熟果实，除去栗壳、薄衣备用。

【性味】味甘、咸，性温。

【功能主治】健脾养胃，补肾强筋，活血止血。主治肾气虚亏、脾胃虚弱或脾肾阳虚而致便溏腹泻、腰脚无力、久泻不止或便血等症。

【注意事项】婴幼儿、脾胃虚弱、消化不良者，以及风湿病患者忌多食；糖尿病患者忌食。

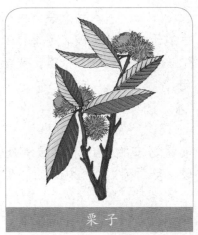

栗子

本草治方

● 栗子粥

【原料】栗子肉50克，粳米100克，冰糖适量。

【做法】先将栗子肉用沸水浸泡片刻，而后趁热切碎，与淘洗净的粳米同时入水，煮沸后小火再煮至米呈糜状。服食前将冰糖投入，待其溶化即可，早晚食用。

【功效】香甜可口，常食有补肾固齿的功效。

● 栗子炒鸡块

【原料】栗子肉50～100克，童子鸡250～500克，料酒、精盐、老姜、葱、酱油、红糖各适量。

【做法】将童子鸡切块，用红烧制法，待鸡块熟后加好调料，再加适量水与栗子共煮30分钟左右即可。

【功效】本品具有很强的补益作用，有很好的固齿效果。

美容祛斑与本草论治

拥有"天使容貌""魔鬼身材"是无数女人的向往。然而事实上，大多数人的肌肤并不是从小就莹洁光滑、白皙可人。许多人的身材也不是天生就是黄金分割尺寸。试看那些光艳四射的美女有多少是真正天生丽质的？明星们的美丽很大程度上得益于正确的保养和美容方法，以及坚持不懈地进行保养的精神。确实，正确的保养方法和适合自己的保养品对延缓肌肤老化功不可没。也许短时间内你看不出保养与未保养之间的差别，但随着时间的推移，你就能见证保养所带来的美丽奇迹。

下面我们介绍一些取材方便、制作简单、价格低廉、副作用小、疗效好的美容瘦身本草治方，这些方剂在中医学理论的指导下，得到了更进一步的发展，不仅可美容养颜，还可保健养生。

柠檬：生津解暑，滋润肌肤

【别名】益母果、柠果、洋柠檬等。

【释义】本品为芸香科木本植物柠檬的果实。秋、冬季采收，主要取瓤鲜用。

【性味】味酸、甘，性微温。

【功能主治】生津解暑，和胃降逆，化痰止咳，安胎。用治胃气不和而致的呕哕少食，痰热咳嗽，暑热烦渴，

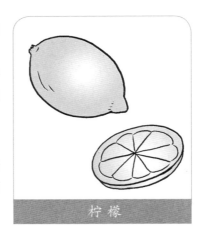

柠檬

或胃热伤津而致口渴喜饮等症。

　　【注意事项】胃溃疡、胃酸分泌过多者，以及患有龋齿者和糖尿病患者慎用。

本草治方

● 柠檬面膜

　　【原料】鲜柠檬汁、燕麦粉、橄榄油各适量，鲜鸡蛋1枚。

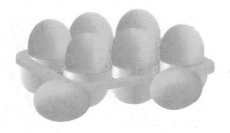

鸡蛋

　　【做法】取1汤匙鲜柠檬汁，放入杯中，加入鲜鸡蛋，混合搅拌均匀。再加入两汤匙燕麦粉、两汤匙橄榄油，一起搅拌均匀成糊状。每晚洗脸后敷面形成面膜，20分钟后取下，再用温水洗净。每晚1次，连续1周后，可使干燥、松弛、多皱的面部皮肤变得红润光泽。

　　【功效】光洁肌肤，祛皱除斑。

● 柠檬汁涂面

　　【原料】鲜柠檬1只。

　　【做法】将鲜柠檬洗净去皮切片，放入一只广口瓶内，加入白酒浸没柠檬，浸泡1夜。次日用消毒脱脂棉蘸柠檬汁涂面，15分钟后用温水洗净，1周后可见面容光滑洁白。

　　【功效】美容祛斑。

蜂蜜：滋润脏腑，润肤增白

　　【别名】蜜糖、白蜜、蜂糖、食蜜等。
　　【释义】蜂蜜是由蜜蜂采集植物蜜腺分泌的汁液酿成的。我国大部分地区均有生产。因花的种类的不同，又可分为洋槐蜜、菜花蜜、枇杷蜜和椴树蜜等。蜂蜜以稠如凝脂、味甜纯正、清洁无杂质者为佳。

【性味】味甘，性平，无毒。

【功能主治】和营卫，润脏腑，通三焦，调脾胃。用治肺燥咳嗽、痰少或干咳，肠燥津枯而致大便秘结，疮疡热毒，脾胃虚弱而见脘腹疼痛、体倦少食或泄痢腹痛等症。

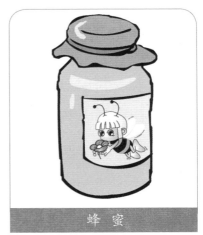

蜂蜜

【注意事项】痰湿内盛、咳吐黏痰、大便溏泄者忌食蜂蜜；婴儿、糖尿病患者忌吃蜂蜜；忌与大葱、豆腐、韭菜同食。

本草治方

● 蜂蜜姜汁饮

【原料】蜂蜜30克，老姜汁约3毫升。

【做法】锅内加水50毫升，先将水煮沸，待稍温时加入蜂蜜和姜汁调和，1次空腹服下，每天早晨1次。可久服。

【功效】本方不仅祛皱，还有良好的润肤增白作用。

● 蜂蜜蜂王浆面膜

【原料】蜂蜜、鲜蜂王浆各1毫升，鸡蛋清1个，甘油、花粉各适量。

【做法】在鸡蛋清中加入花粉和水调成糊状，涂于面部，30分钟后用温水洗去，再用蜂蜜、鲜蜂王浆各1毫升加少许甘油调匀涂于面部，每周1次。

【功效】本方对清除脸部黑斑及暗疮特别有效。

● 蜂蜜醋饮

【原料】蜂蜜20克，醋20毫升。

【做法】将上2味药加温开水冲服。日服2～3次，久服效佳。

【功效】养颜嫩肤。适用于皮肤粗糙、黝黑者服用。

● 蜂蜜美白面膜

【原料】蜂蜜适量。

【做法】将蜂蜜加2～3倍水稀释后，每日涂敷面部，并进行按摩。

【功效】可使皮肤光洁细嫩，减少皱纹。

● 蜂蜜敷面膏

【原料】蜂蜜、甘油、面粉、各1份，水3份。

【做法】将以上材料混合均匀制成敷面膏，敷于面上20分钟后，用清水洗去，此法适用于普通干燥性衰萎皮肤。

【功效】本方可使皮肤嫩滑细腻，除去皱纹及黄褐斑，并可治疗疖子、痤疮。

● 蜂蜜蛋清面膜

【原料】蜂蜜50克，鸡蛋清1个。

【做法】将蜂蜜和鸡蛋清搅拌均匀，睡前涂在面部，慢慢进行按摩，约30分钟自然风干后，用清水洗去，每周使用2次。

【功效】可紧缩面部皮肤，消除皱纹，洁净增白皮肤。

蜂花粉：驻颜美容，抗衰延寿

【释义】蜂花粉是由蜜蜂从植物的花中采集花粉经加工而成的花粉团，被誉为"浓缩的天然药库""人类天然食品中的瑰宝""全能的营养库""内服的化妆品"等。

【性味】味辛、香，性温、偏热。

【功能主治】驻颜美容，抗衰延寿，抗癌。用治习惯性便秘、失眠、雀斑、心脑血管疾病、前列腺疾病等病症。

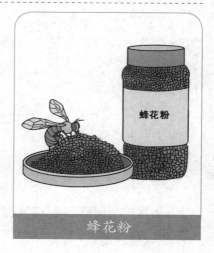

蜂花粉

【注意事项】忌食用有毒花粉。

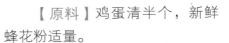

本草治方

● 花粉蜂蜜蛋清面膜

【原料】蜂花粉细末、蜂蜜各30克，鸡蛋清1个，苹果汁20毫升。

【做法】将以上诸味药混合，调制成膏，备用。洗脸后，在面部均匀涂抹，待自然干后保持20～30分钟，以温水洗去，每日1次。

【功效】此法适用于干燥性皮肤，可起到滋润、营养、增白、祛斑的效果。

● 花粉蜂蜜面膜

【原料】蜂花粉、蜂蜜各适量。

【做法】将两者混合，调制成膏状，备用。温水洗脸后，将蜂花粉蜂蜜膏均匀涂抹到面部，保持30分钟，洗去，每隔1～2日1次。

【功效】经常坚持此法，可使皮肤柔嫩、细腻、健康、美丽。

● 蛋清花粉面膜

【原料】鸡蛋清半个，新鲜蜂花粉适量。

【做法】将蛋清置于碗中，调入新鲜蜂花粉，将两者调匀，傍晚温水洗脸后，均匀涂抹，轻轻按摩片刻，保持30～45分钟，洗去，每日1次。

【功效】此法能润肤养肤，增白祛斑，还可减少面部皱纹。

玫瑰：行气活血，美容养颜

【别名】徘徊花、刺玫花。

【释义】本品为蔷薇科植物玫瑰的干燥花蕾。每年4～5月花蕾将开时采集，用小火迅速烘干，烘时将花摊成薄层，花冠向下，使其最先干燥，然后翻转烘干其余部分。如晒干，颜色和香气均较差。一般用作蜜饯、糕点等食品的配料。玫瑰的花瓣、根均作药用，入药多用紫玫瑰。

【性味】味甘、微苦，性温。

【功能主治】和血，行血，理气，解郁，止痛。用治风痹、噤口痢、乳痛、肿毒初起、月经不调、肝胃气痛等病症。

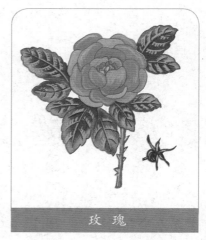

玫 瑰

本草治方

● 玫瑰蜂蜜茶

【原料】干玫瑰花苞20朵，红茶1包，蜂蜜或糖适量。

【做法】将锅中放入250毫升水煮开，接着放入干玫瑰花苞，改小火煮2分钟后熄火。再将红茶包放入锅中浸泡40秒后取出。将茶汁过滤到杯中，加入适量的蜂蜜拌匀即可。

【功效】行气活血，化瘀，调和脏腑。常饮本茶可使人面色红润，身体健康。

● 玫瑰花茶

【原料】干玫瑰花蕾5～7朵，嫩尖的绿茶一小撮，去核的红枣3颗。

【做法】每日用开水冲服。

【功效】可以去心火，保持精力充沛，增加人体活力。长期饮用能让人容颜白里透红，保持青春美丽。

桃花：利水消肿，益气养颜

【释义】本品为蔷薇科植物桃树的花。春季开花时采收，放干燥处阴干备用。

【性味】味苦，性平。

【功能主治】疏通经络，滋润皮肤；泻下通便，利水消肿。用治水肿、腹水、便秘等病症，还可美容护肤。

【注意事项】孕妇忌用。

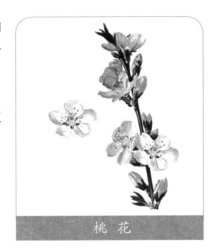

桃 花

本草治方

● 桃花粥

【原料】粳米200克，桃花100克。

【做法】先用粳米煮粥，待粥将熟时放入桃花。

【功效】经常服用此粥可治疗女性因肝气不疏、血气不畅所导致的面色晦暗、皮肤干燥无华等现象。可扩张血管，疏通脉络，润泽肌肤，还可预防和消除雀斑。

● 桃花烩牛肉

【原料】牛肉400克，桃花、胡萝卜、洋葱（白皮）各50克，红葡萄酒75毫升，精盐、胡椒粉各适量。

【做法】将桃花择去花蕊，取下花瓣；牛肉洗净、控干，切中块，撒精盐、胡椒粉，用热油煎成两面黄色；胡萝卜、洋葱洗净，切小块待用；砂锅里放牛肉块，加水，淹没牛肉块，焖至八成熟；放胡萝卜、洋葱、红葡萄酒焖熟；撒桃花瓣拌匀，稍待片刻出锅入盘即可。

【功效】益气养颜，活血散瘀。常食可使人面色润泽。

桃花酒

【原料】桃花、白酒各适量。

【做法】采摘3月刚开的桃花阴干；将阴干的桃花浸入盛酒的瓶中，浸泡15天后即可饮用。每日于晚餐或临卧时饮用，每次饮10～20毫升。

【功效】活血，润肤，美容。常饮可使面如洁玉，光泽照人。

桃花猪蹄粥

【原料】干桃花1克，净猪蹄1只，粳米100克，精盐、酱油、生姜末、葱花、香油、味精各适量。

【做法】将干桃花研成桃花粉备用；淘净粳米；把猪蹄皮肉与骨头分开，置铁锅中，加适量清水，旺火煮沸，撇去浮沫，改小火炖至猪蹄烂熟时将骨头取出，加入粳米及桃花粉，继续用文火煨粥，粥成时加入精盐、酱油、生姜末、葱花、香油、味精，拌匀。隔日1剂，分数次温食。

【功效】活血润肤，益气通乳，丰肌美容，化瘀生新，适用于脸有色斑的哺乳期妇女。产后食用此粥，既可通乳，去体中瘀血，又可去脸部色斑、滋润皮肤、补益身体。

桃花散

【原料】干桃花60克，橘皮45克，冬瓜仁75克。

【做法】将上药共研成极细末，置瓷瓶中备用，每次1克，每日2～3次，饭后用温糯米酒送下。

【功效】活血化瘀，去斑增白，润肤悦色。可用于颜面较黑或面有黄褐斑者。

第三章

孩子是个宝，用对本草养育健康下一代

孩子的健康、学习、生活是每位家长永远关注的主题，家长只有通过细心呵护、积极参与及高度重视，才能培育出健康、优质的下一代。望子成龙、望女成凤暂且不说，孩子的身体健康则是每位家长关心的重点。孩子生病怎么办？利用取自天然的本草治方，定会让你的孩子远离疾病，健康成长。

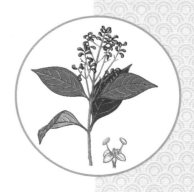

小儿感冒发热与本草论治

儿童对外界环境适应力差，当受到外邪袭扰时常会感冒、发热。小儿发热时面红唇红，或者五心热，或者小便少，或者烦躁不安。根据病因，小儿发热分为表、里、虚、实、壮、昼、夜、潮、惊、积、余、烦、骨蒸等热证，以及表里俱热或半表半里热等，情况复杂。感冒发热是由外部风邪侵袭导致，可伴有呕吐、惊风，以及风寒、风热症状。小儿感冒后发热、常伴头痛、鼻塞、流涕、咳嗽等。高烧不退还可能导致腮腺炎、风疹、肺炎、哮喘，甚至转移为肝炎等其他病毒性疾病。

葱白：除风湿，发汗退热

【别名】大葱白、葱茎白、葱白头。

【释义】本品为百合科植物葱的鳞茎。夏、秋季采挖，除去须根、叶及外膜，鲜用。

【性味】味辛，性温。

【功能主治】除风湿，通奶汁，散乳痈，利耳鸣，涂犬毒。用治身痛麻痹、虫积心痛、阴毒腹痛、大人阳脱、小儿盘肠内吊、妇人妊娠溺血等症。

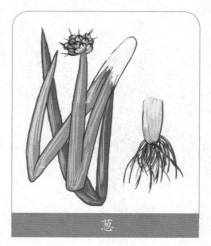

葱

【注意事项】表虚多汗者忌服；忌与蜂蜜、地黄、常山、枣同食。

本草治方

麻黄葱白膏敷脐

【原料】麻黄、葱白、苏叶、白芷、姜汁各等量。

【做法】将麻黄、苏叶、白芷研粉，葱白捣如泥，用姜汁调成膏敷脐。

【功效】疏风解表，发散风寒。治风寒感冒。

生姜葱白汁擦身

【原料】生姜、大葱白、芫荽各10克，鸡蛋2枚。

【做法】将鸡蛋煮熟后去黄。将上述诸味药混匀蒸熟，用干净纱布包裹后熨擦全身，取微汗为度。

【功效】本方治风寒感冒。

豆豉葱白饮

【原料】淡豆豉9克，葱白5个。

【做法】将以上2味药水煎后，趁温热服下。

【功效】发散风热，解表和胃。用于治疗小儿夏日感冒。

葱白生姜热敷

【原料】葱白7个，生姜1片，淡豆豉7粒。

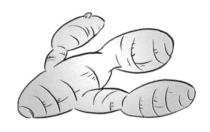

生姜

【做法】将上药共捣烂，蒸热，摊在敷料上，待温度适宜时贴于婴儿囟门上，再用热水袋加温片刻。

【功效】本方治婴儿感冒发热，贴药后便可出汗退热。

青蒿：清热解暑，主治发热

【别名】臭蒿、香蒿、黄花蒿、细叶蒿、香青蒿。

【释义】青蒿二月生苗，茎粗如指而肥软，茎、叶色深青，其叶微似茵陈，而面背俱青，其根白硬；七八月间开细黄花，颇香；结实大如麻子，中有细子。

【性味】味苦、辛，性寒。

【功能主治】清热解暑，除蒸，截疟，凉血。主治阴虚发热、暑邪发热、骨蒸劳热、疟疾寒热、湿热黄疸、夜热早凉等症。

【注意事项】产后血虚、内寒作泻及饮食停滞泄泻者勿用。

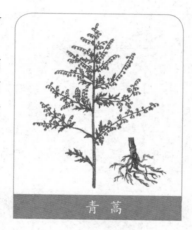

青蒿

本草治方

● 青蒿薄荷饮

【原料】青蒿、薄荷各10克，生石膏500克，知母5克，地骨皮15克，柴胡8克，甘草6克，鲜荷叶1片。

【做法】煎汁，代茶饮，每日1剂。

【加减】有食滞者，加大黄炭3克；合并支气管炎者，加芦根12克；合并肠炎者，加山楂15克，川黄连3克。

【功效】清热泻火，疏散风热。主治小儿夏季热。

● 青蒿白薇汤

【原料】青蒿(后下)、连翘、钩藤各6～9克，白薇、滑石各9～12克，淡竹叶8～12克，麦芽15～20克，蝉衣3～6克。

【做法】以水450毫升，煎至150毫升，分3次温服。

【功效】清热解表，利水消食。用治小儿感冒发热。

连翘：清热解毒，散结消肿

【别名】旱莲子、大翘子、连壳、黄花条。

【释义】本品为木樨科植物连翘的干燥果实。连翘主产于山西、陕西、河南等地，多为栽培。秋季当果实初熟、颜色尚带绿色时采收，除去杂质，蒸熟，晒干，习称"青翘"；采收熟透的果实，晒干，除去杂质，习称"老翘"。

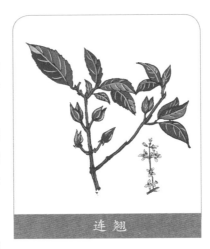

连翘

【性味】味苦，性寒。

【功能主治】清热解毒，散结消肿。主治热病初起、风热感冒、咽喉肿痛、发热、心烦、斑疹、丹毒、瘰疬、痈疮肿毒、急性肾炎、热淋等病症。

【注意事项】脾胃虚弱、气虚发热，以及痈疽已溃、脓稀色淡者忌服。

本草治方

● 连翘栀子饮

【原料】连翘、栀子、黄芩、牛蒡子、花粉、胆草、六一散各6克，枳壳、青黛各3克，薄荷、芥穗各4.5克，金银花、赤芍各12克。

【做法】将上药煎2次，共煎成100毫升，每日1剂，分2～3次温服，年长儿可1次顿服。

【功效】疏风，清热，解毒。用治小儿上呼吸道感染。

● 连翘柴胡饮

【原料】连翘、柴胡各6～10

克，生石膏10～60克，蒲公英10～20克，金银花、神曲各8～10克，生甘草3克。

【做法】石膏研碎先煎15～20分钟，后入其余经浸泡的中药，小火煎沸后焖2分钟即可。每日2剂，频频当茶饮。热不退者可续服。

【功效】清热解肌。主治小儿急性发热，证属风热袭肺型，相当于支气管肺炎、大叶性肺炎、急性支气管炎、疱疹性咽峡炎、上呼吸道感染急性发热期。

生石膏：解肌发汗，治小儿高热

【别名】细理石、寒水石。

【释义】石膏有软、硬两种，软石膏，大块生在石头中间，作层如压扁米糕，每层厚数寸，有红、白两色，红者不可服，白者洁净，细纹短密如束针，正如凝成白蜡状，松软易碎，煅烧即白烂如粉。硬石膏，作块而生，直理起棱，像马的牙齿，敲打它则段段横着断落，光亮像云母、白石英一样，煅烧也容易分解。

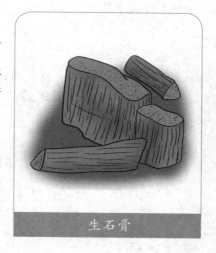

生石膏

【性味】味辛，性微寒，无毒。

【功能主治】解肌发汗。用治中风寒热、心下逆气惊喘、口干舌焦、喘促不宁、腹中坚痛、产乳金疮、头痛身热、三焦大热、肠胃中结气、消渴烦逆、腹胀、喘息咽热、伤寒头痛如裂、高烧皮燥等症。和葱煎茶，可去头痛，下乳，揩齿益齿，除胃热肺热，散阴邪，缓脾益气，止阳明经头痛、发热恶寒、日晡潮热、大渴引饮、中暑潮热、牙痛。

【注意事项】老年气虚、血虚、胃弱者宜配补气、补血、健胃药同用。

本草治方

● 石膏汤

【原料】生石膏150克。

【做法】将上药水煎频饮。

【功效】主治小儿高热。

【加减】便秘者，加大黄；手足抽动者，加钩藤；烦躁者，加知母或栀子。

● 石膏双花饮

【原料】生石膏、双花、蒲公英各30克，玄参25克，神曲10克，荆芥6克，生大黄5克。

【做法】将上药用水煎服，每日1剂，分3～4次服。

【功效】主治小儿高热。

小儿咳嗽与本草论治

中医学认为，肺为娇脏，司呼吸，居脏腑之上，外感邪气，首当犯肺。邪束肌表，肺气不宣，清肃失职，肺气上逆，发为咳嗽。古人认为有声无痰称之为咳，有痰无声称之为嗽，一般通称为咳嗽。根据中医辨证，小儿咳嗽分为内伤咳嗽和外感咳嗽两类。

内伤咳嗽症见久咳不愈，痰多，或干咳无痰，或少痰，或痰稠难以咳出，面色苍白，四肢欠温，气短汗出，胸闷纳呆，形体消瘦，神疲乏力，苔白腻，脉细或细数。治宜健脾养肺，止咳化痰。

外感咳嗽属风寒者，主症咳嗽，咳痰清稀，鼻塞涕清，头身疼痛，恶寒不发热，或有微热，无汗，口不渴，苔薄白，脉浮紧。属风热者，主症咳嗽，痰色黄稠，咳痰不畅，发热恶风，汗出，鼻流浊涕，咽喉干痛或痒，口渴欲饮，大便干燥，小便黄赤，舌质红，苔薄黄，脉浮数。外感风寒咳嗽者，治宜散寒解表，宣肺止咳。外感风热咳嗽者，治宜清热解表，肃肺止咳。

川贝母：清热化痰，润肺止咳

【别名】川贝、松贝、青贝、卷叶贝母。

【释义】本品为百合科多年生草本植物川贝母、暗紫贝母、棱砂贝母、甘肃贝母的鳞茎。主产于四川、甘肃、云南等地。鳞茎于每年夏、秋季采挖，晒干药用。

【性味】味苦、甘，性微寒。

【功能主治】清热化痰，润肺

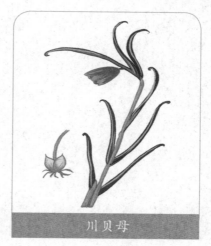

川贝母

止咳。主治虚劳咳嗽、心胸郁结、肺痈、肺痿、喉痹、乳痈、吐痰、咯血等症。

【注意事项】孕妇及寒湿咳嗽患者忌用；忌与乌头、秦艽、矾石同用。

本草治方

川贝母冰糖饮

【原料】川贝母3克，冰糖6克，梨1个。

【做法】将川贝母、冰糖置于去核梨中，小火炖服。

【功效】主治小儿肺阴虚咳嗽。

川贝茅根饮

【原料】川贝母5～9克，白茅根10～20克，侧柏叶6～15克，蝉蜕、杏仁各4～8克，甘草2～5克，板蓝根10～24克。

【做法】将上药用水煎服，每日1剂。

【功效】清肺化痰，止咳。用治小儿上呼吸道感染咳嗽。

川贝母蒸鸡蛋

【原料】川贝母3克，鸡蛋1枚。

【做法】将川贝母研成粉，装入鸡蛋内，用湿纸封闭，蒸熟吃。每次吃1个，早晚各吃1次。

【功效】本方主治百日咳、肺虚咳嗽。

川贝鹿茸饮

【原料】川贝母、鹿茸血末各10克，冰糖50克，雪梨1个。

【做法】将梨去皮切片放入砂锅，川贝母、鹿茸血末散布中间，加水，用小火炖熟后，入冰糖溶化，每天分3次将汁饮下，并食梨片。

【功效】清肺，宁嗽，化痰。治小儿咳嗽。

梨：润肺止渴，消痰降火

【别名】快果、果宗、玉乳、蜜父。

【释义】本品主要为蔷薇科植物白梨、沙梨、秋子梨等栽培种的果实。梨树高二三丈，尖叶光滑且有细齿，二月开白色的花。梨的品种很多，有青、黄、红、褐等多种颜色。

【性味】味甘、微酸，性凉，无毒。

【功能主治】润肺止渴，消痰降火，解疮毒、酒毒。用治咳嗽、中风不语、伤寒发热，解丹石热气，利大小便，除贼风，止心烦、气喘、热狂等症。

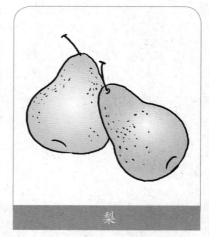

梨

【注意事项】梨忌与螃蟹、鹅肉同食；有慢性胃炎、肠炎、消化不良和慢性腹泻者要慎食。

本草治方

● 鸭梨粥

【原料】鸭梨3个，大米50克。

【做法】大米熬粥，将鸭梨洗净，加水适量煎煮半小时，捞去梨渣不用，再加入米粥。趁热食用。

【功效】润肺清心，消痰降火。用治小儿肺热咳嗽。

款冬花：补益五脏，除烦消痰

【别名】款冻、颗冻、菟奚、虎须。

【释义】款冬花的叶像葵而大，根呈紫色。在十二月开黄花，有青紫色的花萼，离地一二寸，初出时像菊花的萼，通直而肥实，不结种子。

【性味】味辛，性温，无毒。

【功能主治】润心肺，益五脏，除烦消痰，清肝，聪耳明目，轻身，使人肌肤润泽、精力旺盛、不易衰老。用治咳嗽、气喘、哮喘、咽喉肿痛、各种惊痫、消渴、呼吸急促，以及心跳急促、热痨久咳、咳声不断、涕唾稠黏、肺部疼痛、吐脓血、中风等病症。

【注意事项】高血压患者慎用；阴虚咳嗽患者忌用；忌与贝母、麻黄、黄芪、皂角、黄连、玄参等药物同用。

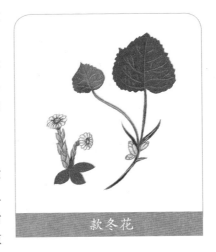

款冬花

本草治方

四物款冬丸

【原料】款冬花、紫菀各4.5克，桂心1.5克，伏龙肝0.75克。

【做法】将上药切碎研为细末，用蜜调和成泥状，每次用枣核大的一粒敷在母亲的乳头上，再让小儿吸乳，每日敷3次，让小儿慢慢吃下。

【功效】温肺止咳。主治小儿咳嗽，白天轻微，夜间严重，甚至咳嗽重而气逆不能呼吸。

八味生姜煎

【原料】款冬花、甘草、

紫菀各9克，生姜21克，干姜12克，桂心6克，杏仁15克，蜂蜜200克。

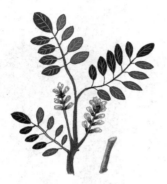

甘 草

【做法】将上药混合研为细末，置微火上煎熬成饴糖状，去渣，依据小儿的年龄大小，让其含化咽下，一百天以内的小儿每次吞咽如枣核大小的一枚，每日4～5次。

【功效】宣肺止咳。主治小儿咳嗽。

款冬花汤

【原料】款冬花9克。

【做法】用水煎煮20分钟，取汁饮服。

【功效】润肺化痰，止咳平喘。主治肺燥而致咳嗽、痰中带血、气喘胸闷等症。

小儿呕吐与本草论治

呕吐是指从口吐出胃中内容物的一个症状，许多小儿疾病可以引起，但以消化系统疾病最多见。消化系统疾病引起的呕吐，在婴幼儿发病率较高。

胃为水谷之海，司受纳，腐熟水谷，以下降为顺，小儿脾胃薄弱，如因饮食不节，或寒热失宜，或久病胃阴虚，伤及胃气，胃失其和降，气逆于上则发为呕吐。故临床常见伤食呕吐、热吐、寒吐、胃阴虚呕吐等证型，治疗时需分清虚实寒热。伤食吐、热吐属实属热；寒吐、胃阴虚吐属寒属虚，但总以和胃降逆为治则，针对不同的病因，佐以消导、清热、温中、滋阴等法。

高良姜：温胃散寒，消食止痛

【别名】小良姜、风姜。

【释义】本品为姜科植物高良姜的干燥根茎。通常于夏末秋初采挖，除去须根及残留的鳞片，洗净，切段，晒干备用。

【性味】味辛，性热。

【功能主治】温胃散寒，消食止痛。用于胃寒而致呕吐、脘腹冷痛、嗳气吞酸等症。

【注意事项】孕妇忌食。

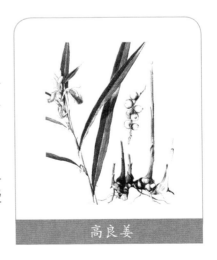

高良姜

本草治方

● 两姜粥

【原料】干姜、高良姜各3克，大米60克。

【做法】先煎干姜、高良姜取汁，去渣，再入大米，同煮粥，早晚各食1次。

【功效】温中和胃，祛寒止痛。适用于脾胃虚寒而致脘腹冷痛、呕吐、呃逆、泛吐清水、肠鸣、腹泻的患儿。

谷芽：健脾开胃，和中消食

【别名】粟芽、谷蘗。

【释义】本品为禾本科植物粟的成熟果实，且经发芽干燥的炮制加工品。

【性味】味甘，性温。

【功能主治】健脾，开胃，和中，消食。主治宿食不化、脘腹胀满、不思饮食、泄泻等症。

【注意事项】胃下垂者忌用。

本草治方

● 曲芽煎

【原料】焦神曲、炒谷芽各15克。

【做法】将上药水煎，少量多次服。

【功效】消积开胃。适用于伤谷食吐，因多食米饭、面食等而致呕吐或腹胀者。

谷芽山楂汤

【原料】谷芽12克，山楂、红曲各6克，陈皮9克。

【做法】将上药用水煎服。

【功效】用治饮食停滞而致胸闷胀痛、呕吐患者。

谷芽苏梗汤

【原料】谷芽、苏梗各15克，藿香6克，蝉蜕、防风各4.5克，云苓9克，薄荷（后下）3克，川连2.1克。

【做法】将上药用水煎服。

【功效】本方主治小儿外感风邪，有呕吐、发热者。

甘蔗：下气和中，治呕吐反胃

【别名】竿蔗。

【释义】甘蔗丛生，茎似竹而内充实，长六七尺，粗数寸，根下节密，向上渐疏。八九月收茎，可留过三四月，作果品用。

【性味】味甘、涩，性寒，无毒。

【功能主治】下气和中，助脾气，利大肠，消痰止渴，除心胸烦热，解酒毒。可治呕吐反胃，宽胸膈。甘蔗与酒共食，生痰；多食，发虚热，引起鼻出血。

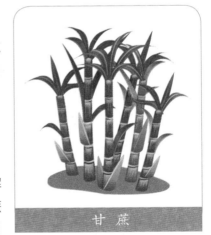

甘蔗

【功能主治】烧灰存性，研末，与乌桕油调，小儿头疮白秃者频涂可愈。注意烧的烟勿入人眼，否则可使人视力下降。

【注意事项】脾胃虚寒所致胃腹寒疼者不宜饮用。

● 甘蔗生姜汁

【原料】甘蔗250～500克，生姜25～30克。

【做法】将甘蔗、生姜分别捣碎，绞取汁液和匀煮沸，频频温饮。

【功效】清热生津，和胃止呕。甘蔗味甘性寒，善清热生津润燥，养胃和中，配性温的姜汁下气止呕。二药合用，一寒一温，性较平和。对余热未尽、胃阴不足引起的反胃呕吐、食少烦渴，有和胃止呕、除烦止渴之功效。

白扁豆：补脾和中，化湿消暑

【别名】白藊豆、藊豆、南扁豆。

【释义】本品为双子叶植物豆科白扁豆的成熟种子。秋季种子成熟时摘取荚果，剥出种子，晒干，拣净杂质备用。

【性味】味甘，性平。

【功能主治】补脾，和中，化湿，消暑。主治脾胃虚弱及暑湿所致吐泻、食欲不振、胸闷腹胀、大便溏泄、白带过多等症。

【注意事项】患寒热病者忌食。

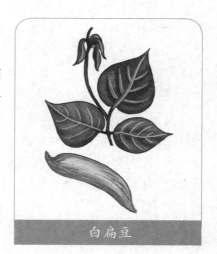

白扁豆

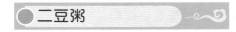

本草治方

二豆粥

【原料】白扁豆、绿豆各50克，粳米100克，白糖适量。

【做法】将白扁豆、绿豆、粳米同煮成粥，加白糖食用。

【功效】清暑和中。扁豆清暑化湿，健脾和中，与绿豆同用既能清暑除烦，又能生津解渴，煮粥食用，以增强滋润之性。宜伤暑湿而致脾胃失和证，症见吐泻、烦渴者食之，清香适口。

小儿厌食症与本草论治

厌食症是指小儿较长时期食欲不振，甚则拒食的一种常见病症。本病以1～6岁小儿多见。如果厌食持续时间较长，就会影响小儿身高、体重的正常增长，称为厌食症。

本病主要由于小儿乳食不节、痰湿滋生、虫积伤脾、脾胃虚弱所致。

鸡内金：消食健胃，宽中健脾

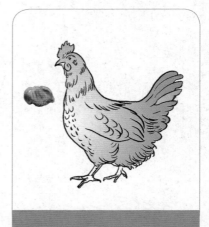

【别名】鸡合子、鸡中金、鸡肫皮等。

【释义】本品为雉科动物家鸡的砂囊内壁。将鸡杀死后，取出鸡肫，剖开，趁热剥取内壁，洗净，晒干，生用或炒用。

【性味】味甘，性平。归脾、胃、小肠、膀胱经。

【功能主治】消食健胃，宽中健脾，涩精止遗。治小儿食疟，疗大人小便淋漓、反胃，消酒积，治喉闭、乳蛾、口疮、牙疳。

【注意事项】脾虚无积滞者慎服。

本草治方

● 鸡内金黄芪汤

【原料】炙鸡内金、炙甘草各1克，黄芪、白术、茯苓、黄精各3克，陈皮、青黛各2克。

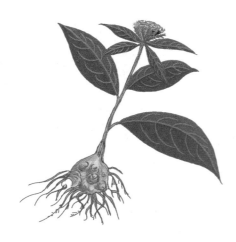

白　术

【做法】将上药用水煎服，每日1剂，分2～3次服。

【功效】健脾益气，和胃消食。主治脾虚厌食。症见病程较长，多伴有面黄、发枯、肌肉不实或消瘦、大便不调、舌偏淡、苔薄白、指纹淡、脉沉弱，身高体重低于正常儿童，或伴有多汗、易感冒等。

● 鸡内金山药汤

【原料】鸡内金、枳壳、炙甘草各6克，怀山药、扁豆、茯苓、炒谷芽、炒麦芽各12克。

【做法】将上药水煎，分2～3次服，每日1剂。5天为1个疗程。

【功效】主治小儿厌食症。

● 鸡内金麦芽汤

【原料】鸡内金、太子参、山药、炒扁豆各5～10克，生麦芽8～12克，莱菔子、陈皮各3～6克。

【做法】将上药用水煎服，2天1剂，每日服3～4次。

【功效】理气健脾，行气燥湿。主治厌食症。

砂仁：温脾止泻，化湿开胃

【别名】春砂仁。

【释义】本品为姜科植物阳春砂、绿壳砂或海南砂的干燥成熟果实。夏、秋间果实成熟时采收，晒干或低温干燥。

【性味】味辛，性温。

【功能主治】温脾止泻，化湿开胃，理气安胎。用治湿浊中阻、脾胃虚寒所致呕吐、泄泻、脘痞不饥、胎动不安、妊娠恶阻等症。

【注意事项】阴虚有热者忌用。

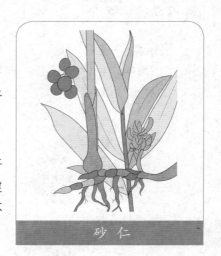

砂 仁

本草治方

● 木香砂仁丸

【原料】木香、砂仁各15克，六曲、炒麦芽、焦山楂各60克，炒槟榔、炒莱菔子各40克，炒青皮30克，胡连20克，黄芪90克。

【做法】将上药共研为细末，炼蜜为丸，每丸重4克，每服1丸，每日2次，奶、水各半送服。服药末亦可，每次服2克，每日2次。

【功效】用治小儿厌食，症见见食则烦，体弱发稀。

● 香薷砂仁散

【原料】香薷、砂仁、草果、陈皮、五味子、甘草各10克。

【做法】将上药共研为细末，每次冲服3克，每日2～3次。

【功效】用治小儿厌食。

● 砂仁鲫鱼羹

【原料】砂仁15克，鲫鱼500

克，生姜、精盐各适量。

【做法】鲫鱼加水煮沸，放入砂仁、生姜、精盐等煮成羹食。随量服食。

【功效】本方用砂仁温中化湿，健胃止呕，以鲫鱼补脾开胃，利湿。用于脾虚湿滞而致呕逆少食或妊娠恶阻者。

厚朴：行气平喘，燥湿消食

【别名】烈朴、赤朴。

【释义】本品为木兰科植物厚朴或凹叶厚朴的干燥干皮、根皮及枝皮。每年春季剥取根皮及枝皮直接阴干，干皮置沸水中微煮后堆置阴湿处，"发汗"至内表面变紫褐色或棕褐色时蒸软，取出，卷成筒状，干燥以备药用。

【性味】味苦、辛，性温。

【功能主治】平喘行气，燥湿消食。主治脾胃不和所致脘腹胀满等症。

【注意事项】气虚津亏者及孕妇慎用。

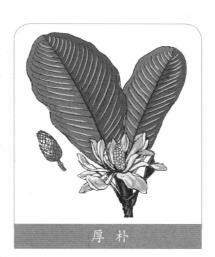

厚朴

本草治方

连朴饮

【原料】厚朴6克，川连、半夏、石菖蒲各3克，芦根60克，栀子、香豉各9克。

【做法】将上药水煎，2日1剂，每日2~3次温服。

【功效】清热祛湿，行气和中。主治湿热中阻而致腹泻、呕吐、心烦胸闷、不思饮食、小便短赤等症。

● 厚朴茯苓汤

【原料】厚朴、茯苓、陈皮、木香、槟榔、建曲、谷芽、麦芽、石斛、灯心草各10克。

【做法】每日1剂，水煎服。

【功效】主治小儿食欲缺乏症。

● 厚朴汤

【原料】厚朴6克。

【做法】水煎服，2日1剂，每日2~3次。

【功效】本方理气燥湿、消食健胃。主治脾胃不和而致腹胀、消化不良等症。

山楂：健胃消食，善治食积

【别名】山里果、楂、赤瓜子、茅楂。

【释义】李时珍说它的味道像楂子，所以也叫楂。山楂树较高，叶有五尖，丫间有刺。三月开五瓣小白花。果实有红、黄两种，像花红果，小的如指头，到九月熟后，果较酸涩，经霜可食。秋季果实成熟时采摘，晒干后入药。

【性味】味酸，性微温，无毒。

【功能主治】消食积，补脾，治小肠疝气，发小儿疮疹，健胃，通结气。治妇女产后恶露不尽，可煎水加砂糖服。

【注意事项】胃酸过多者忌用。

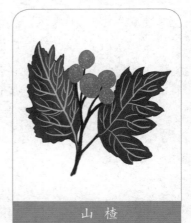

山　楂

● 山楂陈皮饮

【原料】山楂、陈皮、佛手、枳壳、麦芽、石斛各10克，山药、龙胆草各3克，石菖蒲、荷叶、益智仁、苍术各5克。

【做法】将上药用水煎服，每日1剂。

【功效】开胃运脾。用治小儿厌食。

● 山药山楂饮

【原料】山药10克，山楂、鸡内金、白扁豆各5克，甘草4克。

【做法】将上药用水煎沸15分钟，滤出药液。余药再加水煎20分钟，去渣，两煎所得药液兑匀，分早晚2次服，日1剂。

【功效】用治小儿厌食症。

小儿腹泻与本草论治

　　婴幼儿腹泻是婴幼儿胃肠功能紊乱而出现的以腹泻为主症的病症。根据病因不同可分为感染性和非感染性两大类。2岁以下婴幼儿消化功能尚不成熟，抵抗疾病的能力差，尤其容易发生腹泻。

　　夏、秋季节是腹泻多发期，多种细菌、病毒、真菌或原虫可随食物或通过被污染的手、玩具、用品等进入消化道，很容易引起肠道感染性腹泻。表现为每日排便次数明显增加，大便稀薄，甚至呈黄色或黄绿色稀水样，似蛋花汤，或夹杂未消化食物，或含少量黏液，有酸臭味，偶有呕吐或溢乳，食欲减退。患儿体温正常，偶有低热。重者血压下降、心音低钝，可发生休克或昏迷。

石榴皮：涩肠收敛，杀虫驱蛔

　　【别名】酸榴皮、石榴壳、西榴皮等。

　　【释义】本品为石榴科植物石榴的果皮。每年秋季果实成熟、顶端开裂时采摘，取其皮，切瓣晒干，或微火烘干，以备药用。

　　【性味】味酸、涩，性温。

　　【功能主治】涩肠收敛，止血，杀虫驱蛔。主治久泻、久痢、滑精、崩漏、脱肛、虫积腹痛等症。

　　【注意事项】泄痢初起者忌用。

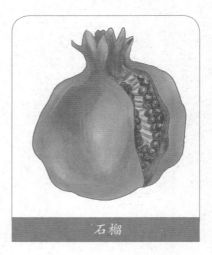

石榴

本草治方

● 高粱米石榴皮汁

【原料】高粱米(炒裂)30克，石榴皮15克。

【做法】先将高粱米加清水300毫升烧开，再加石榴皮，小火煮20分钟，去渣取汁。分2~3次服。

【功效】适用于小儿腹泻。

● 石榴皮汤

【原料】石榴皮8克。

【做法】水煎频服，代茶饮。

【功效】用治小儿久泻。

● 石榴皮黄芩饮

【原料】石榴皮、黄芩、白芍、山楂曲、云苓、干荷叶、炒谷芽、炒麦芽各6克，葛根4克。

【做法】将上药用水煎，少量频服。

【功效】本方主治婴幼儿腹泻。

胡萝卜：调补中焦，利肠胃

【别名】甘荀。

【释义】胡萝卜三四月茎高二三尺，开碎小的白花，胡萝卜子有毛、褐色，根有黄色、红色两种，五六寸长。因是元朝时从西域引进来的，气味有点像萝卜，所以得名胡萝卜。

【性味】味甘、辛，性平，无毒。

【功能主治】下气，调补中焦，利胸膈，和肠胃，安五脏，增强食欲，对

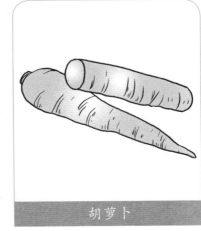

胡萝卜

人体有利。用于小儿营养不良、麻疹、夜盲症、便秘、肠胃不适、饱闷气胀等病症。

子

【功能主治】治久患痢疾、痰喘，并治时痢。

【注意事项】白萝卜主泻，胡萝卜为补，二者忌同食；酒与胡萝卜不宜同食。

本草治方

● 胡萝卜汤

【原料】鲜胡萝卜250克，精盐适量。

【做法】将鲜胡萝卜洗净，连皮切成块状，放入锅内，加水和精盐适量，煮烂，去渣取汁，一天分2～3次服完。

【功效】本方主治小儿腹泻。

● 红糖胡萝卜汁

【原料】胡萝卜100克，红糖适量。

【做法】将胡萝卜蒸熟后捣碎挤汁，加水1杯，再加少许红糖，按日常奶量喂，1～2小勺即可。

【功效】本方用治婴儿腹泻。

大蒜：消食理气，温中健胃

【别名】胡蒜、蒜头、大蒜头。

【释义】本品为百合科葱属植物蒜，以鳞茎入药。6月叶枯时采挖，除去泥沙，通风晾干或烘烤至外皮干燥备用。

【性味】味辛，性温，有小毒。

【功能主治】消食理气，温中健胃，解毒杀虫。主治脘腹冷痛、饮食积滞、水肿胀满、泄泻、痢疾、疟疾、百日咳、痈疽肿毒、蛇虫咬伤、白秃癣疮等病症。

【注意事项】阴虚火旺及慢性胃炎、胃溃疡患者慎食。

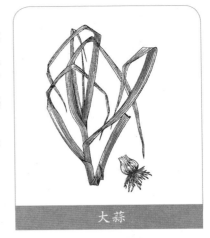

大蒜

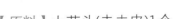

本草治方

● 热大蒜

【原料】大蒜头(未去皮)1个。

【做法】将大蒜用小火烧烤并不时翻动，使大蒜外皮烧煳，里面烧软、烧熟，然后将烧熟的蒜肉碾碎，再喂给婴儿。

【功效】本方用治婴儿腹泻。

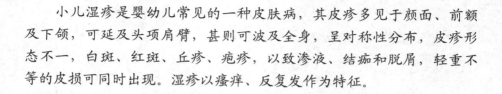

小儿湿疹与本草论治

　　小儿湿疹是婴幼儿常见的一种皮肤病，其皮疹多见于颜面、前额及下颌，可延及头项肩臂，甚则可波及全身，呈对称性分布，皮疹形态不一，白斑、红斑、丘疹、疱疹，以致渗液、结痂和脱屑，轻重不等的皮损可同时出现。湿疹以瘙痒、反复发作为特征。

青黛：清热解毒，凉血定惊

　　【别名】青蛤粉、靛花。

　　【释义】本品为爵床科植物马蓝、蓼科植物蓼蓝或十字花科植物菘蓝的叶或茎叶经加工制得的干燥粉末或团块。

　　【性味】味咸，性寒，无毒。

　　【功能主治】清热，解毒，凉血，定惊。用治温病热盛、斑疹、疮肿、丹毒、吐血、咯血、小儿惊痫等病症。

　　【注意事项】中寒者忌用。

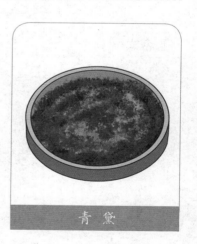

青黛

本草治方

● 黄连青黛膏

　　【原料】川黄连、青黛、硫黄、大枫子仁各10克，生杏仁5克，樟脑、轻粉各3克。

　　【做法】将上药共研为极细末，加入蜂蜜适量搅拌均匀，装瓶备用。用时涂抹患处，每日3～4次，以皮损痊愈为止。

【功效】本方主治小儿湿疹。用药期间，宜注意局部卫生，不能用碱性肥皂水洗。哺乳母亲禁食鱼虾及刺激性食物。

半边莲：清热解毒，利水消肿

【别名】急解索、细米草。

【释义】本品为桔梗科植物半边莲的干燥全草。主要产于湖北、湖南、江西、安徽、四川、江苏、广东等地。原植物生于水田边、路旁、潮湿的阴坡荒地。喜温暖湿润的气候，耐寒，耐涝。全年采全草，晒干备用或鲜用。

【性味】味微辛，性凉，有毒。

【功能主治】清热解毒，利水消肿。主治肺病热咳、腮腺炎、小便不利、风湿骨痛、痈肿热毒、血痢等病症。

【注意事项】虚证忌用。

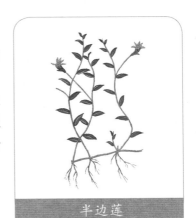

半边莲

本草治方

● 半边莲红枣饮

【原料】半边莲、乌韭、白英各15克，金银花6克，红枣7枚。

【做法】将上药以净水600毫升煎取200毫升，去渣以汤药代水饮。婴幼儿可用奶瓶吮服，分3～4次服完。日服1剂。1个疗程为5～10剂。

【功效】清热解毒，益气养血。主治小儿湿疹。大便溏薄者，加葛根6克。

茵陈：清热解毒，利湿退黄

【别名】茵陈蒿、绵茵陈、白蒿。

【释义】本品为菊科植物滨蒿或茵陈蒿的干燥地上部分。于每年春季或秋季采收，除去老茎及杂质，晒干备用。

【性味】味辛、苦，性平。

【功能主治】清热解毒，利湿退黄。用治湿疮瘙痒、黄疸、尿少，以及传染性黄疸型肝炎等病症。

【注意事项】茵陈只有3月份采摘的才有效。

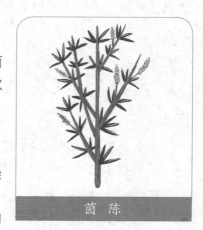

茵 陈

本草治方

● 茵陈苦参汤

【原料】茵陈30克，苦参、千里光各20克，石菖蒲15克。

【做法】将上药煎水洗患处。

【功效】主治湿疹。

● 茵陈丹参煎

【原料】茵陈、丹参、败酱草各30克，苦参25克，黄柏15克。

【做法】将上药水煎3次后合并药液（约200毫升），取其中100毫升分3次口服；余液外洗患部，每日2~3次，每日1剂。

【功效】本方主治婴儿湿疹。

● 茵陈荷叶散

【原料】茵陈30克，荷叶15克，蜂蜜适量。

【做法】将前2味药烘干，研末，每次5克，蜂蜜水送服。

【功效】主治荨麻疹、皮肤肿痒。

小儿惊厥与本草论治

惊厥又称惊风、抽风，是小儿时期较常见的急症，各年龄小儿均可发生，尤以6岁以下儿童多见，特别多见于婴幼儿，多由高热、脑膜炎、脑炎、癫痫、中毒等所致。惊厥反复发作或持续时间过长，可引起脑缺氧性损害、脑水肿，甚至引起呼吸衰竭而死亡。本病初发的表现是意识突然丧失，同时有全身或局限于某一肢体的抽动，还多伴有双眼上翻、凝视或斜视，也可伴有吐白沫和大小便失禁。而新生儿期可表现为轻微的全身性或局限性抽搐，如凝视、面肌抽搐、呼吸不规则等。

钩藤：清热平肝，息风定惊

【别名】钓藤、双钩藤、钓钩藤、金钩草。

【释义】本品为茜草科植物钩藤或华钩藤及其同属多种植物的带钩茎枝。每年于秋、冬二季采收，去叶，切段，晒干以备药用。

【性味】味甘，性凉。

【功能主治】清热平肝，息风定惊。主治头痛眩晕、感冒夹惊、惊痫抽搐、妊娠子痫、高血压等病症。

【注意事项】本品忌久煎。低血压患者忌用。

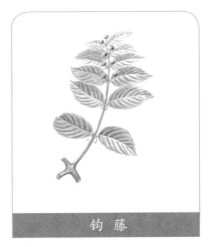

钩 藤

钩藤蝉衣汤

【原料】钩藤、杭芍各8克，蝉衣6克，珍珠母、炒枣仁各10克，栀子4克，甘草、黄连、防风、青黛各3克。

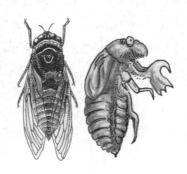

蝉 衣

【做法】将上药水煎20分钟，每剂煎2次。将2次药液混合，分早、中、晚各服1次。第1周每日1剂，连服7剂，第2、第3、第4周隔天1剂，连服3周，共调理4周。

【做法】本方用于防治发热惊厥反复发作。

鱼腥草钩藤汤

【原料】鱼腥草、黄荆条各30克，钩藤10克。

【做法】将上药加水煎，去渣，分数次服，每日1剂。

【功效】本方主治小儿急惊风。

钩藤天麻散

【原料】钩藤、天麻、人参各3克，羚羊角粉2克，全蝎1克，炙甘草2克。

【做法】将上药共研为末，每服3克，水煎服。

【功效】本方适用于小儿急惊风。

《本草纲目》养生经

一枝黄花：疏风清热，消肿解毒

【别名】野黄菊、一枝香、蛇头王、百条根、小白龙须。

【释义】本品为菊科植物一枝黄花的全草。于每年秋季采挖，除去泥沙，晒干备用。

【性味】味辛、微苦，性凉。

【功能主治】疏风清热，消肿解毒，抗菌消炎。内服可治感冒、扁桃体炎、急性咽喉炎、肺炎、肺结核咳血、急慢性肾炎等病症。外用治跌打损伤、疮疡肿毒、乳腺炎、毒蛇咬伤等。

【注意事项】孕妇忌用。

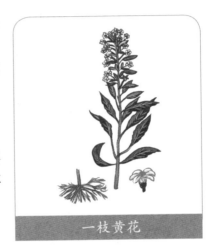

一枝黄花

本草治方

● 一枝黄花生姜汤

【原料】一枝黄花30克，生姜1片。

【做法】将上药共捣烂取汁。用开水冲服。

【功效】主治小儿急惊风。

牛黄：解毒清心，息风开窍

【释义】本品为牛科动物牛干燥的胆结石，多呈类球形、卵形、三角形或四方形，表面黄红色至棕黄色，有的表面挂有一层黑色光亮的薄膜，习称"乌金衣"。杀牛时如有牛黄，即滤去胆汁，将牛黄取出，去除外部薄膜，阴干以备药用。

【性味】味甘，性凉。

【功能主治】解毒，清心，息风，开窍，豁痰。用治咽喉肿痛、口舌生疮、痈肿疔疮、热病神昏、惊痫抽搐、癫痫发狂、中风痰迷等病症。

【注意事项】孕妇慎用。

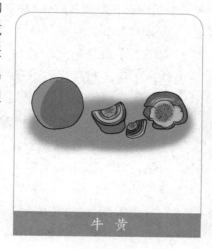

牛　黄

本草治方

● 牛黄梨汁饮

【原料】牛黄少许，梨汁适量。

【做法】将以上2味药搅匀内服。

【功效】本方用治小儿急惊风。

第四章

老当益壮，用对本草让老人远离疾病

时光流逝，岁月无情，每个人都会变老，这是生命的规律，不以任何人的意志为转移。面对衰老，面对疾病，养生要做的就是在颐养天年的同时使身体健康、生命得以延长。但许多老年疾病往往让老人的生活质量大打折扣，比如糖尿病、高血压病、高脂血症、脾虚胃痛、腹泻等，常常使他们苦不堪言，受尽煎熬。怎么办？试试本草的神奇疗效吧，它们往往能将影响身体健康的病邪驱除体外。

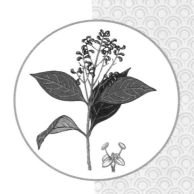

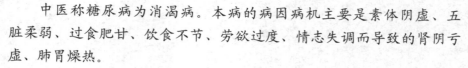
　　中医称糖尿病为消渴病。本病的病因病机主要是素体阴虚、五脏柔弱、过食肥甘、饮食不节、劳欲过度、情志失调而导致的肾阴亏虚、肺胃燥热。

　　消渴病有上、中、下三消之分，肺燥、胃热、肾虚之别。临床常见"三消"症状同时存在，仅表现程度有轻重不同而已；病理均以阴虚燥热为基础；治疗不外乎清热养阴，佐活血化瘀之品。在治法上，《医学心悟·三消》指出，治上消者，宜润其肺，兼清其胃；治中消者，宜清其胃，兼滋其肾；治下消者，宜滋其肾，兼补其肺。

葛：解肌发表，排除瘀血

【别名】鸡齐、鹿藿、黄斤。

【释义】葛春天生苗，生长紫色的藤，长一二丈。叶子很像楸叶，但是较小，青色。七月开始开粉紫色的花，像豌豆花，但不结果实，根的形状大小如同手臂，紫黑色。五月采根，晒干，以入土深者为最佳。

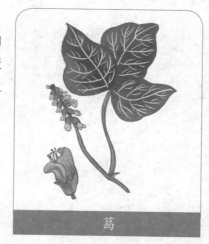

葛

根

【性味】味甘、辛，性平，无毒。

【功能主治】解大毒、大热，解肌发表，开胃下食，排除瘀血，通小肠，散郁火。可治糖尿病、发热、呕吐、呃逆上气、伤风感冒头痛、各种痹证、皮肤疮毒，以及腹泻便血等病症。另外，可助消化、解酒醉、利大小便、去烦热。外敷可治小儿热疮、蛇虫咬伤。捣成汁喝，可治小儿热病、关节红肿、疯狗咬伤等。解巴豆的药毒。

【注意事项】胃寒者不可多食。

本草治方

● 葛根蒸鳝鱼

【原料】葛根、黄鳝、党参、葱、姜、精盐、绍酒、酱油等各适量。

【做法】先切一些葱段、姜片，把党参也切段。把它们连同葛根一起放入装有黄鳝的碗里，再加入精盐、绍酒、酱油拌匀，加入高汤300毫升。最后，放入蒸锅用高温蒸25分钟。一日食用1次，每次吃黄鳝30～50克即可。

【功效】适用于气阴两虚的糖尿病患者。

● 葛根鲜薯汤

【原料】葛根（干品）50克，鲜白薯100克。

【做法】把洗干净的白薯切成片状，不要太厚，然后连同备用的葛根一起炖煮，以熟为度，去渣取汤即可，每天服1次。

【功效】主治糖尿病。

山茱萸：补益肝肾，涩精固脱

【别名】蜀酸枣、山萸肉、肉枣、鸡足。

【释义】本品为山茱萸科植物山茱萸的干燥成熟果肉。山茱萸分布于山西、江苏、浙江、安徽、江西、山东、河南、湖南、四川、陕西、甘肃等地。秋末冬初果皮变红时采收果实，用文火烘或置沸水中略烫后，及时除去果核，干燥备用。

【性味】味酸、涩，性微温。

【功能主治】补益肝肾，涩精固脱。用于内热消渴、眩晕耳鸣、腰膝酸痛、阳痿遗精、遗尿尿频、崩漏带下、大汗虚脱等症。

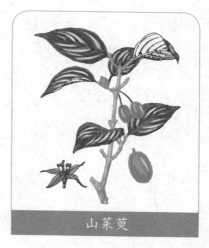

山茱萸

本草治方

● 山茱萸麦熟汤

【原料】山茱萸、麦冬各65克，熟地95克，车前子15克，元参30克。

【做法】水煎服。

【功效】除消渴之内热，不适宜寒消。可作为糖尿病的调治方。

● 山茱萸生地汤

【原料】山茱萸、生地黄、猪大肠各60克，薯蓣30克，大柿饼15克。

【做法】将以上诸味药和猪大肠用适量水煎服，并食猪大肠，隔日1剂。

【功效】治糖尿病。

天门冬：养阴生津，润肺清心

【别名】颠勒、颠棘、天棘、万岁藤。

【释义】本品为百合科植物天门冬的块根。天门冬为多年生攀缘草本植物，全体光滑无毛，根稍肉质，于中部或近末端纺锤状或长椭圆状膨大，外表灰黄色。

【性味】味苦，性平，无毒。归肺、肾经。

【功能主治】养阴生津，润肺清心。用于肺燥干咳、虚劳咳嗽、津伤口渴、心烦失眠、内热消渴、肠燥便秘、白喉等症。

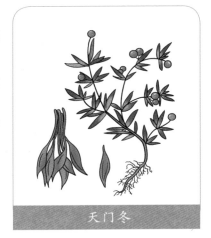
天门冬

本草治方

● 天门冬麦冬粥

【原料】天门冬、麦冬各10克，粳米100克。

【做法】先将天门冬、麦冬煎取汁，与粳米煮成粥，早晚供餐用。

【功效】用治糖尿病。

● 天门冬饮

【原料】天门冬8克，人参3克，生地黄12克，山茱萸6克，枸杞子3克。

【做法】用水煎服，每日1剂。

【功效】用治糖尿病。

黄连：清热燥湿，泻火解毒

【别名】王连、支连。

【释义】本品为毛茛科植物黄连、三角叶黄连或云连的干燥根茎，以上三种黄连分别被习称为"味连""雅连""云连"。秋季采挖其根茎，除去须根和泥沙，干燥备用。

【性味】味苦，性寒。归心、脾、胃、肝、胆、大肠经。

【功能主治】清热燥湿，泻火解毒。用于湿热痞满、呕吐吞酸、泄痢、黄疸、高热神昏、心烦不寐、血热吐衄、目赤、牙痛、消渴、痈肿疔疮等症；外治湿疹、湿疮、耳道流脓等。

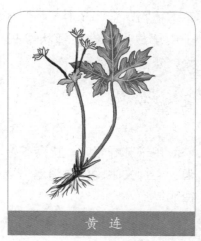

黄　连

本草治方

● 黄连猪肚丸

【原料】黄连200克，猪肚1个。

【做法】先将猪肚洗净去掉脂膜，把黄连研为细末放入猪肚中，用麻绳扎紧，加水炖煮至猪肚熟透，放置臼中捣烂如泥，搓成黄豆大小的丸，晒干即可。每次服10丸，每日服2次。

【功效】用治糖尿病。

● 黄连山药汤

【原料】怀山药30克，黄连6克，天花粉15克。

【做法】以上药物用水煎，取汤温服，每日1剂。

【功效】此品尤适用于糖尿病以多食、多饮、多尿为主症的患者。

高血压病与本草论治

　　高血压病是以体循环动脉压增高为主要表现的临床综合征，是最常见的心血管疾病。目前我国采用国际上统一的标准，收缩压≥140mmHg和（或）舒张压≥90mmHg即可诊断为高血压病。根据血压增高的水平分为轻、中、重度高血压。轻度高血压，收缩压为140～159mmHg和（或）舒张压为90～99mmHg。中度高血压，收缩压为160～179mmHg和（或）舒张压为100～109mmHg。重度高血压，收缩压为≥180mmHg和（或）舒张压≥110mmHg。

　　高血压病的严重程度并不单纯与血压升高的水平有关，必须结合患者总的心血管疾病的危险因素及合并靶器官的损害做全面评价，治疗目标和预后判断也必须以此为基础。心血管疾患的危险因素包括：吸烟、高脂血症、糖尿病、年龄大于60岁男性或绝经后女性、心血管疾病家族史。临床表现为眩晕、耳鸣、头痛头胀、眼花、失眠、头部沉重和颈项板紧等症状。一般治疗包括低钠饮食，肥胖者控制食量、减轻体重，劳逸结合，充分睡眠，适当锻炼等。

芹菜：清热除烦，利水消肿

　　【别名】香芹、药芹。

　　【释义】芹菜，属伞形科植物，是中国人常吃的蔬菜之一，根据生长环境及形态特征可以分为水芹、旱芹两种，其功能相近，药用以旱芹为佳。旱芹香气较浓，又称"香芹"。

　　【性味】味甘，性凉，无毒。

【功能主治】清热除烦，平肝，利水消肿，凉血止血。用于高血压、头晕、头痛、暴热烦渴、黄疸、水肿、小便热涩不利、妇女月经不调、赤白带下、瘰疬、痄腮等病症。

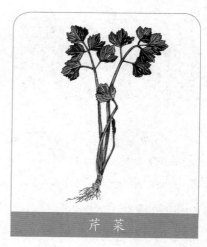

芹菜

本草治方

● 蜂蜜芹菜汁

【原料】鲜芹菜（选用棵形粗大者）、蜂蜜各适量。

【做法】将芹菜洗净榨取汁液，以此汁加入等量的蜂蜜，加热搅匀。每日3次，每次服40毫升。

【功效】平肝清热、祛风利湿。用于治疗高血压病之眩晕、头痛、面目红赤，对降低血清胆固醇有很好的疗效。

● 芹菜大枣汤

【原料】鲜芹菜（下段茎）60克，大枣30克。

【做法】用水煎服。每日服用2次，连服1个月。

【功效】本方有降血压和降低胆固醇的作用，用治高血压病、冠心病、胆固醇过高等。

西红柿：清热止渴，养阴凉血

【别名】番茄、喜报三元、洋柿子、番柿。

【释义】本品为茄科草本植物番茄的果实。有苹果青、粉红甜肉、橘黄嘉辰等品种。我国大部分地区均有栽培。夏季采收，洗净，鲜用。

【性味】味甘、酸，性微寒。

【功能主治】清热止渴，养阴，凉血；降血压、降低毛细血管的通透性，并有一定抗炎、利尿的作用。用于热病烦渴，或胃热口渴、舌干，肝阴不足之目昏眼干或夜盲，阴虚血热之鼻衄、牙龈出血等症。亦可用于高血压病。

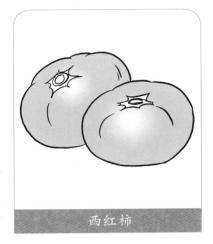

西红柿

本草治方

● 西红柿炒鸡蛋

【原料】西红柿150克，鸡蛋3枚，植物油4汤匙，精盐、味精各适量，白糖1汤匙。

【做法】将西红柿洗净后用沸水烫一下，去皮、去蒂，切片待用。将鸡蛋打入碗中，加盐，用筷子充分搅打均匀待用。炒锅放油烧热，将鸡蛋放入锅中炒熟盛出待用。将剩余的油烧热，下西红柿片煸炒，放精盐、白糖炒片刻，倒入鸡蛋翻炒几下出锅即成。

【功效】本品色泽鲜美、味酸甘、做法简便、营养丰富，是一道大众喜爱的家常菜肴，适宜于各种类型的高血压患者食用。

● 西红柿蘸白糖

【原料】鲜西红柿2个。

【做法】将西红柿洗净，蘸白糖每早空腹吃。

【功效】此方具有清热降压、止血之功效。用治血压高、眼底出血。

决明子：清肝明目，利水通便

【别名】假绿豆、马蹄决明、草决明。

【释义】本品为豆科植物决明或小决明的干燥成熟种子。主产于江苏、安徽、四川等地。9~11月间荚果成熟时采收，摘取黄色成熟的荚果，晒干，打下种子，生用或炒用。

【性味】味甘、苦、咸，性微寒。

【功能主治】清肝明目，利水通便。用于风热赤眼、青盲、雀目、高血压、肝炎、肝硬化腹水、习惯性便秘等病症。

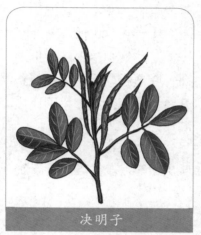

决明子

本草治方

● 桃仁决明蜜茶

【原料】决明子12克，桃仁10克，蜂蜜适量。

【做法】将桃仁、决明子水煎，加蜂蜜，饮服。

【功效】活血降压，清肝益肾。适用于高血压、脑血栓形成

有热象者。

● 决明子茶

【原料】决明子30克。

【做法】开水冲泡，代茶饮。

【功效】本方可降压降脂，润肠通便。

玉米须：平肝利胆，利尿泄热

【别名】玉蜀黍、苞谷须。

【释义】本品为禾本科植物玉蜀黍的花柱，鲜用或晒干备用。

【性味】味甘，性平。归肝、肾、膀胱经。

【功能主治】平肝，利胆，利尿，泄热。用于肾炎水肿、脚气、黄疸型肝炎、高血压、胆囊炎、胆结石、糖尿病、吐血衄血、鼻渊、乳痈等病症。

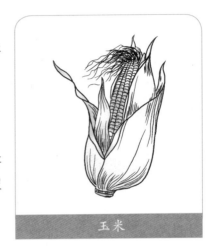

玉米

本草治方

● 玉米须菊花汤

【原料】玉米须50克，菊花10克。

【做法】煎汤。每日1剂，分早晚2次服。

【功效】用治高血压头昏脑涨。

● 玉米须汤

【原料】玉米须60克。

【做法】将玉米须晒干，洗净，加水煎。每日分3次服用。

【功效】利水，降压。用治高血压。

高脂血症与本草论治

高脂血症是指血浆中血脂水平明显超过正常范围的一种慢性病症，一般以测定血浆胆固醇和甘油三酯含量为诊断本病的依据。血脂增高是脂质代谢紊乱的结果。病因可为遗传、环境及饮食失调等。其临床表现主要为头痛、四肢麻木、头晕目眩、胸部闷痛、气促心悸等症状。高脂血症可分为原发性和继发性两种，前者较罕见，属遗传性脂质代谢紊乱疾病；后者多为未控制的糖尿病、动脉粥样硬化、肾脏综合征、黏液性水肿、甲状腺功能低下、胆汁性肝硬化等疾病所伴发的并发症。

中医学认为，高脂血症是肝肾脾三脏虚损、痰瘀内积引起的，采用调理三脏功能、行瘀化痰的方法常能达到降脂目的。

丹参：祛瘀止痛，清心除烦

【别名】赤参、山参、木羊乳、逐马、奔马草等。

【释义】本品为唇形科植物丹参的干燥根和根茎。根是红色的，大的如手指粗细，有一尺多长，一棵上有几条根。春、秋季采挖，整修洗净，润透后切片，晒干，生用或酒炒用。

【性味】味苦，性微寒，无毒。

【功能主治】祛瘀止痛，活血调经，凉血消痛，清心除烦，养血安神。

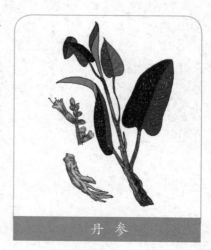

丹参

用于血瘀所致月经不调、闭经、痛经，产后瘀滞腹痛；冠心病心绞痛，动脉粥样硬化；慢性肝炎，肝硬化，腹腔包块或肿瘤；支气管哮喘，慢性肺心病；血不养心或心火偏亢所致心烦失眠，心悸不安。

本草治方

● 三七丹参丸

【原料】三七100克，丹参15克。

【做法】用水煎取浓汁，加白糖适量，干燥成颗粒。每次服用20克，温水溶化饮。亦可将二药研为细末，每次10克，加糖适量，代茶饮。

【功效】本方能活血化瘀，降血脂，增加冠状动脉流量，可用于冠心病、心绞痛。

● 丹参玉楂饮

【原料】丹参、玉竹、山楂各15克。

【做法】用水煎服。

【功效】本方以丹参活血化瘀，并同玉竹、山楂降血脂。适用于冠心病、心绞痛、动脉粥样硬化、高脂血症。

三七：化瘀止血，消肿定痛

【别名】山漆、田七、参三七、金不换、人参三七。

【释义】本品为五加科植物三七的干燥根，为黄黑色，结成团者，有点像白及，长的根像干的老地黄，上面有节。选栽培三年以上的植株，于秋季结籽前采挖的为"春三七"，根饱满为好。于冬季种子成熟后采挖的为"冬三七"。洗净泥土，剪下支根、须根及茎基，大小分开，先曝晒至半干，边晒边搓，使它的表面光滑、体形圆整坚实。晒干生用，切片或研末入药。

【性味】味甘、苦，性温，无毒。

【功能主治】化瘀止血，消肿定痛。用于各种出血症、跌打损伤、瘀血肿痛、胸痹。本品甘缓温通，苦降下泄。功擅散瘀和血，瘀散则血自归经，血和则肿消痛止，所以有散瘀止血、消肿定痛之效。用治吐血、衄血、便血、血痢、血崩等一切血症，功效甚捷。外用止金疮出血，且止血而无留瘀之弊，所以为止血要药。也可用治跌打损伤、瘀血肿痛、血滞诸痛，为疗伤止痛之佳品。

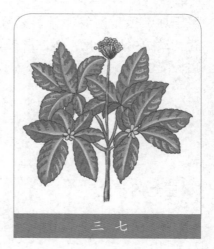

三七

本草治方

● 三七人参酒

【原料】三七15克，人参10克，刺五加30克，白酒适量。

【做法】将以上诸药用清水适量润透，共置入白酒中，密封浸泡1周后依据个人体质适量服用。

【功效】主治高脂血症。

● 三七大米粥

【原料】三七10克，大米50克，白糖适量。

【做法】将三七研为细末备用，取大米淘净，加水适量煮沸后纳入三七粉，煮至粥成加白糖调味服食，每日1～2次。

【功效】主治高脂血症。

大黄：破积滞，行瘀血

【别名】将军、川军、生军、马蹄黄、锦纹。

【释义】大黄为蓼科植物掌叶大黄、药用大黄、唐古特大黄的干燥根和根茎。秋末茎叶枯萎时或次春发芽前采挖，除去细根，刮去外皮，切瓣或段，绳穿成串，干燥后切厚片或块。本品气清香，味苦、微涩。以切面锦纹明显、体重、质坚实、有油性、味苦而微涩、嚼之黏牙且有沙粒感为佳。

【性味】味苦，性寒。

【功能主治】泻实热，破积滞，行瘀血。

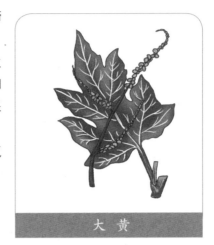

大 黄

本草治方

● 生大黄散

【原料】生大黄适量。

【做法】将上药研末，每次服3克，每日3次，连服2个月为1个疗程。

【功效】用治高脂血症。治疗期间应停服其他药。

● 大黄蜂蜜饮

【原料】鲜大黄10克，蜂蜜适量。

【做法】将大黄切片，与蜂蜜同置入杯中，冲入沸水适量，浸泡3～5分钟后饮服，每日1次。

【功效】主治高脂血症。

胡麻：补血明目，祛风润肠

【别名】巨胜、方茎、脂麻、油麻。

【释义】本品为一年生直立草本植物，高60~150厘米，分枝或不分枝，中空或具有白色髓部，微有毛。叶矩圆形或卵形，下部叶常掌状3裂，中部叶有齿缺，上部叶近全缘。花单生或2~3朵同生于叶腋内，花萼裂片披针形，被柔毛；花冠筒状，白色而常有紫红色或黄色的彩晕。蒴果矩圆形，有纵棱，直立，被毛。种子有黑白二种，黑者称为黑脂麻，白者称为白脂麻。

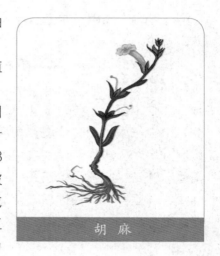

胡 麻

【性味】味甘，性平，无毒。

【功能主治】补血明目，祛风润肠，生津通乳，益肝养发，强身体，抗衰老。用于治疗身体虚弱、头晕耳鸣、高血压、高脂血症、咳嗽、头发早白、贫血、津液不足、大便燥结、乳少、尿血等症。

本草治方

● 胡麻仁酒

【原料】胡麻仁100克，薏苡仁30克，干地黄250克，白酒1000毫升。

【做法】将胡麻仁、薏苡仁、干地黄一同装入绢袋中扎紧口，纳入白酒中，密封7天即可饮用，每次30毫升，每日1次。

【功效】主治高脂血症。

哮喘与本草论治

哮喘是一种气道慢性炎症性疾病，常因气管和支气管对各种刺激物的刺激不能适应，而引起支气管平滑肌痉挛、黏膜肿胀、分泌物增加，从而导致支气管管腔狭窄，反复发作喘息、气促。喘症以呼吸困难，甚至张口抬肩、鼻翼扇动、不能平卧为特征；哮症是一种发作性的痰鸣气喘疾患，发作时喉中哮鸣有声、气促、呼吸困难，甚则喘息难以平卧。由于哮必兼喘，故又称作哮喘。哮喘包括支气管哮喘、哮喘性支气管炎等。

葶苈：泻肺平喘，利水消肿

【别名】大室、大适、丁历、狗荠。

【释义】葶苈为一年生或二年生草本植物，茎直立，或自基部具多数分枝。种子扁小、椭圆状卵形，棕红色或黄褐色。

【性味】味辛、苦，性寒。

【功能主治】泻肺平喘，利水消肿。主治痰涎壅肺、喘咳痰多、胸胁胀满而不得平卧、胸腹积水、小便不利、肺心病心力衰竭等症。

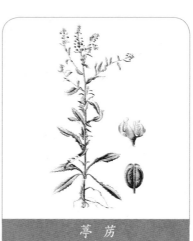

葶苈

● 葶苈子山楂散

【原料】葶苈子500克，山楂、草决明各300克。

【做法】将上药择净，共研为末，混匀备用；饮时每次取10克，置于茶杯中开水泡饮，每日1次，饮完为1个疗程，连续服用1～2个疗程。

【功效】宣肺平喘，活血利水消肿。用于治疗胸闷喘咳、哮喘，以及高脂血症。

麻黄：发汗散寒，宣肺平喘

【别名】草麻黄、川麻黄。

【释义】本品为麻黄科植物草麻黄、中麻黄或木贼麻黄的干燥草质茎。主产于内蒙古、山西、陕西等地。秋季采收，晒干，切段，生用、蜜炙或捣绒用。

【性味】味甘，性平。

【功能主治】发汗散寒，宣肺平喘，利水消肿。用于风寒感冒、胸闷喘咳、风水浮肿、支气管哮喘等症。蜜麻黄润肺止咳，多用于表证已解之气喘咳嗽等症。

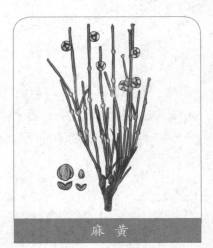

麻黄

《本草纲目》养生经

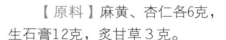

本草治方

麻黄杏仁汤

【原料】麻黄10克，杏仁、地龙各20克，射干、全蝎、僵蚕、陈皮、桃仁各15克。

【做法】将上药用水煎服，煎2次，合并两次药液400毫升，每日1剂，分3次服。

【功效】调理肺气，化痰止喘。主治支气管哮喘。

小青龙汤

【原料】炙麻黄15克，桂枝、五味子、干姜各9克，制半夏、白芍各30克，细辛3克，甘草9～15克。

【做法】每日1剂，水煎2次，分2次服用。

【功效】宣肺平喘，止咳化痰。主治支气管哮喘。

麻黄石膏汤

【原料】麻黄、杏仁各6克，生石膏12克，炙甘草3克。

【做法】用水煎服。

【功效】用治肺热喘咳。

甜杏仁：祛痰止咳，润肺宽胃

【别名】杏仁核、杏子、木落子等。

【释义】本品为蔷薇科植物杏或山杏的部分栽培种味甜的干燥种子。果实成熟时采摘，除去果肉及核壳，取种子晾干。本品以颗粒均匀而大、饱满肥厚、不发油者为佳。

【性味】味甘，性平，无毒。

【功能主治】祛痰止咳，润肺宽胃。用于虚劳、咳嗽气喘、脘腹胀闷，

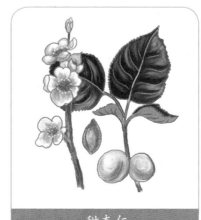

甜杏仁

尤以治干性、虚性之咳嗽最宜。

本草治方

双仁糊

【原料】甜杏仁、胡桃仁各15克。

【做法】将以上两味药微炒，共捣碎研细，加蜂蜜或白糖适量。分2次用开水调成糊状服用。

【功效】滋养肺肾，止咳平喘。用于久患喘咳、肺肾两虚所致干咳无痰、少气乏力等症。亦可用于阴血虚亏所致肠燥便秘，或老人大便秘结。

甜杏仁梨汤

【原料】甜杏仁9克，梨1个。

【做法】将鸭梨洗净挖一小洞，纳入杏仁，封口，加少许水煮熟。吃梨饮汤，每日1次。

【功效】润肺止咳。用治慢性气管炎咳喘、肺虚久咳、干咳无痰等症。

腹泻与本草论治

中医所说的腹泻不同于传染病中的痢疾或霍乱症，恰与便秘相反，排便次数明显增加，甚至时时有稀屎排泄，或排便如水样，有时会大便失禁。其发生的原因，有的是因胃消化力衰弱或食物未曾嚼烂，此种未经完全消化的食物，进入大肠后，受大肠细菌作用，便发生腐败，肠黏膜受此腐败物刺激，而使肠的分泌亢进，于是肠里的细菌繁殖又快又多，不仅会腹泻，有时还会发高烧。

番石榴：收敛止泻，消炎止血

【别名】鸡矢果、花稔、番桃果。

【释义】本品为桃金娘科植物番石榴的果实。入药常用干燥的未成熟幼果，呈圆球形、卵形或梨形等，鲜时青绿色，干时黑褐色；表面稍粗糙坚硬，先端有宿存的花萼及残存花柱；果肉坚硬，浅棕色，5室，有多数种子密集镶嵌于内；种子灰褐色，大如绿豆，呈不规则扁圆形或三角形。番石榴的叶也可药用。

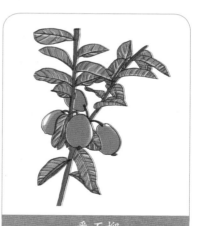
番石榴

【性味】味甘、涩，性平。

【功能主治】收敛止泻，消炎止血。干叶、果：治急慢性肠炎、痢疾、小儿消化不良。鲜叶：外用治跌打损伤、外伤出血，以及臁疮久不愈合。

【注意事项】儿童及有习惯性便秘或有内热的人不宜多吃。肝热的人服用应慎防便秘，因为番石榴具有收敛止泻的作用。

● 番石榴蜂蜜饮

【原料】番石榴2~3个，蜂蜜少许。

【做法】将番石榴去外壳，取果肉，加水1碗半，煎至大半碗，去渣，加蜜糖少许调味，1天内分2~3次饮用。

【功效】适用于消化不良所致的腹泻。

白术：燥湿利水，健脾益气

【别名】台术、於术、冬术。

【释义】本品为菊科植物白术的干燥根茎。白术主要产于安徽、浙江、江西、湖南、湖北、四川、河北、陕西等地。于冬季下部叶枯黄、上部叶变脆时采挖根茎，除去泥沙，烘干或晒干，除去须根备用。

【性味】味甘，性温，无毒。

【功能主治】燥湿利水，健脾益气，止汗，安胎。用于腹胀泄泻、脾虚食少、痰饮眩晕、水肿、自汗、胎动不安等症。土白术健脾、和胃、安胎，用于脾虚食少、泄泻便溏、胎动不安等症。

【注意事项】阴虚烦渴、气滞胀闷者不宜用。

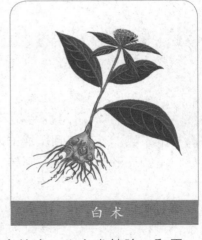

白术

● 参苓白术散

【原料】白术、陈皮、山药、人参、茯苓各20克，桔梗、炒薏苡仁、砂仁、莲子肉各10克。

【做法】水煎服。

【功效】渗湿止泻，健脾益

《本草纲目》养生经

气。主治脾虚生湿所致饮食减少、脘腹痞闷、肠鸣泄泻、体倦无力、形体消瘦、面色萎黄、舌苔白腻、脉虚缓等症。

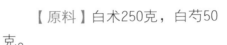 **二术汤**

【原料】白术30克，苍术、车前子各15克，干姜6克。

【做法】将上药用水煎服，每日1剂，分2次服。

【功效】本方用治寒湿性腹泻。

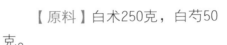 **白术白芍丸**

【原料】白术250克，白芍50克。

【做法】将上药研末，用米饭将其做成梧桐子大小的丸，每次用米汤服下50丸，每日2次。

【功效】本方用治脾虚泄泻。

老鹳草：祛风湿，通经络，止泄痢

【别名】鸭脚草。

【释义】本品为牻牛儿苗科植物牻牛儿苗、老鹳草或野老鹳草的干燥地上部分，前者习称"长嘴老鹳草"，后两者习称"短嘴老鹳草"，全国大部分地区均产。以色灰绿、叶多、果实多者为佳。夏、秋二季果实近成熟时采割，捆成把，晒干，切段。

【性味】味辛、苦，性平。归肝、肾、脾经。

【功能主治】祛风湿，通经络，止泄痢。用于风湿痹痛、麻木、拘挛、筋骨酸痛、泄泻、痢疾等症。

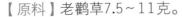 **本草治方**

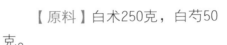 **老鹳草汤**

【原料】老鹳草7.5～11克。

【做法】用180毫升水煎至一半服用。

【功效】本方用治腹泻、腹痛。

肉豆蔻：温中行气，涩肠止泻

【别名】肉果、肉蔻。

【释义】本品为肉豆蔻科植物肉豆蔻的干燥种仁，呈卵圆形或椭圆形，表面灰棕色或灰黄色，有时外被白粉，全体有浅色纵行沟纹和不规则网状沟纹。种脐位于宽端，呈浅色圆形突起，合点呈暗凹陷。种脊呈纵沟状，连接两端。质坚，断面显棕黄色相杂的大理石样花纹，宽端可见干燥皱缩的胚，富油性。以个大、体重、坚实，破开后香气浓者为佳。

【性味】味辛，性温。归脾、胃、大肠经。

【功能主治】温中行气，涩肠止泻。用于脾胃虚寒所致久泻不止、脘腹胀痛、食少呕吐等症。

【注意事项】本品用量不宜过大，过量可引起中毒，出现神昏、瞳孔散大及惊厥。

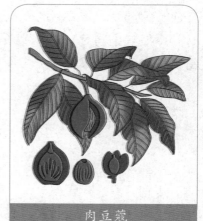

肉豆蔻

本草治方

● 肉豆蔻吴茱萸丸

【原料】肉豆蔻、吴茱萸各50克，小米100克。

【做法】将上药炒焦，研细，用蜂蜜调和，制成丸剂。每次服10克，每日2次，用温水送服。

【功效】用治肠炎引起的久泻。

五倍子：敛肺降火，涩肠止泻

【别名】木附子、棓子、百虫仓等。

【释义】本品为漆树科植物盐肤木、麦麸杨或红麸杨叶上的虫瘿，由多种五倍子蚜虫寄生而形成。秋季采摘，置沸水中略煮或蒸至表面呈灰色，杀死蚜虫，取出，干燥备用。

【性味】味酸、涩，性寒。

【功能主治】敛肺降火，涩肠止泻，敛汗止血，收湿敛疮。用于肺虚久咳、肺热痰嗽、久泻久痢、盗汗、消渴、便血痔血、外伤出血、痈肿疮毒、皮肤湿烂等症。

【注意事项】外感风寒或肺有实热之咳嗽，以及积滞未清之泄痢者忌服。

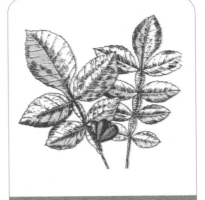

五倍子

本草治方

五倍子木香散

【原料】五倍子（炒）250克，陈仓米（炒）1500克，白丁香10克，细辛6克，木香10克，花椒16克。

【做法】将上药共研末，每次服用3克，用蜜汤送服，每日2次。

【功效】用治脾虚久痢。

【禁忌】服用本方期间忌食生冷食物及鱼肉。

五倍子茯苓丸

【原料】五倍子30克，茯苓60克。

【做法】将上药共研末，用蜂蜜制成丸剂，每次口服6克，1日2次。

【功效】主治腹泻。

【禁忌】湿热积滞之泄痢者禁服。内服不宜过量。

便秘与本草论治

便秘是指大便次数明显减少或排出困难，也指粪便坚硬或有排便不尽的感觉。一般来说，如粪便在肠内停留过久并超过48小时以上者，即可认定便秘。根据有无器质性病变，可将便秘分为器质性便秘和功能性便秘两种。器质性便秘可由多种器质性病变引起，如结肠、直肠及肛门病变，老年营养不良、全身衰竭、内分泌及代谢疾病等均可引起便秘；功能性便秘则多由功能性疾病（如肠道易激综合征）、滥用药物、饮食失节及不良生活习惯所致。便秘的临床表现除有大便秘结不能排出以外，还可伴见腹胀、腹痛、食欲减退、嗳气反胃等症状。

一般说来，短期便秘对人体的影响不大，但便秘长期得不到纠正，直肠内的有害物质不能及时排出，就会对人体产生不良影响。由于这些影响是逐渐产生的，不容易立即被重视，被发现后再治疗时已是积重难返。有些人不把便秘当回事，其实，便秘可以引起早衰、营养不良、肥胖、肠癌及某些精神障碍等病症。老年人便秘还会诱发和加重心绞痛、脑出血、肺气肿、痔疮、肛裂等病症。

大麻仁：润燥，滑肠，通便

【别名】麻仁、麻子、火麻仁。

【释义】本品为桑科植物大麻的干燥成熟种子。瘦果扁卵形，外围为黄褐色苞片。8~9月果实成熟后割取果穗或连茎割下，晒干后取其种子。

【性味】味甘，性平。

【功能主治】润燥，滑肠，通便。用于血虚、津亏肠燥所致的便秘。

【注意事项】与蜂蜜同时食用可致

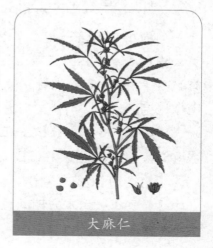
大麻仁

眼疾，大麻仁食入过量可致中毒，故不宜过量。孕妇不可食用。

本草治方

● 麻仁杏仁丸

【原料】麻仁、杏仁、栝楼各等份，白蜜适量。

【做法】将以上3味药共研为细末，用白蜜将其调和为枣大的丸剂，每日用温水送服2~3丸。

【功效】清热润肠。适用于热结所致的便秘。

● 麻仁粥

【原料】大麻仁10克，粳米50克。

【做法】先将大麻仁捣烂水研，滤汁，与粳米煮作粥。随量食用。

【功效】润肠通淋，活血通脉。适用于血虚便秘、小便不利者。

● 活血润燥丸

【原料】麻仁45克，当归60克，熟地黄、生地黄各30克，枳壳21克，杏仁15克。

【做法】将以上诸药共研为末，炼蜜为丸。每次服用9克，于空腹时温水送服，日服1~2次。

【功效】滋阴养血，润肠通便。主治血虚肠燥、阴血不足而致大便秘结等症。

香蕉：养阴润燥，生津止渴

【释义】香蕉为芭蕉科植物甘蕉的果实，秋季果实成熟时采收，其浆果肉质，长圆形，熟时黄色，无种子，经处理脱涩后，洗净，鲜用。甘蕉的根茎和果皮也可供药用。

【性味】味甘，性寒。

【功能主治】养阴润燥，生津止渴。用于胃阴不足而致咽干口渴，或热伤津液而致烦渴喜饮、肠燥便秘、大便干结，或痔疮便血。

【注意事项】畏寒体弱和胃虚的人不宜多吃，胃溃疡和胃酸过多者忌食。糖尿病人不宜多吃。忌空腹吃。

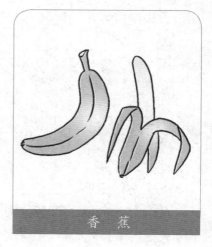

香 蕉

本草治方

● 香蕉粥

【原料】新鲜熟香蕉250克，冰糖、粳米各100克。

【做法】先将香蕉去皮，切成块；粳米淘洗干净，以清水浸泡120分钟后捞出沥干；将锅放火上，倒入1000毫升清水，加入粳米，用旺火煮沸，再加入香蕉丁、冰糖，改用小火熬30分钟即成。

【功效】本粥具有养胃止渴、滑肠通便、润肺止咳之功效。适宜于津伤烦渴、肠燥便秘、痔疮出血、咳嗽日久及习惯性便秘者食用。

● 香蕉橘子汁

【原料】新鲜香蕉、橘子各100克，蜂蜜30克。

【做法】先将香蕉去皮并捣烂成泥，将橘子洗净捣烂取汁；将橘子汁混入香蕉泥中，再加入蜂蜜调匀即可饮用。每日2次，连服数日。

【功效】本品具有清热解毒、润肠通便、止咳化痰之功效。适宜于便秘患者。

菠菜：利五脏，去肠胃热

【别名】波斯草、鹦鹉菜、菠棱、赤根菜。

【释义】菠菜的叶子呈绿色，细腻而且柔厚；茎柔脆、中空；根有数寸长，大者如桔梗而且呈红色，味道甘甜香美。

【性味】味甘，性平。

【功能主治】利五脏，通血脉，去肠胃热。具有疏通血脉、开胸下气、止渴、调大便滞涩的功效。

【注意事项】肾炎、肾结石患者禁用。菠菜草酸含量较高，不宜一次食用过多。另外，脾虚便溏者不宜多食。

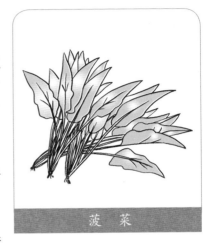

菠 菜

本草治方

● 菠菜猪血汤

【原料】鲜菠菜、熟猪血各500克，姜片、葱段、料酒、精盐、胡椒各适量。

【做法】将鲜菠菜洗净切段，猪血切条；将锅置火上，加猪油，将葱、姜煸香，倒入猪血煸炒，烹入料酒，煸炒至水干，加入肉汤、精盐、胡椒、菠菜，煮沸后，盛入汤盆即成。

【功效】此汤具有养血止血、敛阴润燥的功效，适用于血虚肠燥、贫血及出血等病症。

● 凉拌菠菜

【原料】菠菜250克，生姜、精盐、酱油、麻油、花椒油、味精、醋各适量。

【做法】将菠菜择去黄叶，洗净切成段，鲜姜去皮切成丝。锅内加水，置火上烧沸，加入菠菜略焯，捞出沥净水，轻轻挤一下，装在盘内，抖散凉凉，再将姜丝、醋等调料一起加入，拌匀入味。随意食用。

【功效】养血通便。适用于便秘。

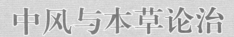

中风与本草论治

中风又称为急性脑血管疾病，是一种非外伤性而又发病较急的脑局部血液供应障碍引起的脑部病变。因其发病急骤，故也称为卒中或脑血管意外。一般分为出血性和缺血性两类，包括脑出血、脑血栓形成、脑栓塞等。临床表现为突然昏厥、不省人事，并伴有口眼歪斜、舌强语謇、半身瘫痪、牙关紧闭或目合口张、手冰肢冷、肢体软瘫等。重者可突然摔倒，意识丧失，陷入昏迷，大小便失禁。

中医学认为，脑出血大体属于中脏、中腑范畴。脑血栓、脑栓塞为中经、中络范畴。乃因患者平素气虚血亏，心、肝、肾三脏阴阳失调，或遭受外邪，或内伤七情而致病。老年人易患此症。

川芎：温中补劳，通调血脉

【别名】胡䓖、芎䓖、香果、山鞠穷。

【释义】本品以蜀地出产者较佳，四五月生出像水芹、胡荽、蛇床一样的叶子，成丛状，茎较细，其叶非常香。江东、蜀地的人常采来当作茶饮用。七八月开碎白花，像蛇床子的花一样。根坚瘦，为黄黑色。到了深秋茎叶也不枯萎。清明后，上年的根重新发苗，将枝分出后横埋入土，再节节生根。到了

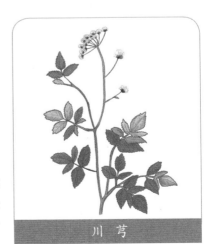

川 芎

八月，便可以将川芎的根挖掘出来，高温蒸后即成药物。

【性味】味辛，性温，无毒。

【功能主治】主治中风后头痛、寒痹、痉挛，以及妇女月经不调导致的不孕。另外，可除体内寒气，主温中补虚，壮筋骨，通调血脉。治受寒后面部冷、流泪流涕、胸胁腹胀痛、半身不遂等症。由于有活血散瘀、止痛疗伤的作用，可治吐血、鼻血、便血等血症，以及体表痈疮等症。还可止腹泻，补肝血，宽胸开郁。以蜜做成丸服，治风邪产生的痰疟有特效。治牙龈出血，含入口中即愈。

【注意事项】高血压性头痛、脑肿瘤头痛、肝火头痛，以及阴虚火旺者均忌服。

本草治方

● 偏瘫汤

【原料】川芎、红花各6克，当归、桃仁、半夏、鱼腥草各9克，豨莶草30克，伸筋草10克。

【做法】每日1剂，用水煎服。

【功效】活血化瘀，通络。主治中风偏瘫。

● 川芎通络汤

【原料】川芎、葛根各30克，地龙15克，白附子10克，羌活5克。

【做法】将上药用水煎服，每日1剂，分3次服用。

【功效】发郁化痰，通络去瘀，息风解痉。主治风眩、风厥、风瘫等中风各期之症，以及其他心脑血管疾病。

● 通脉汤

【原料】黄芪30克，当归、白芍、生地各15克，川芎、桃仁、丹皮、桂枝、茯苓各10克。

【做法】将上药用水煎服，每日1剂，分3次温服。

【功效】逐瘀通络，益气活血。主治中风偏瘫、语言謇涩、口角流涎等症。

木香：行气止痛，理气疏肝

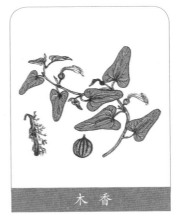

木香

【别名】蜜香、南木香、青木香等。

【释义】本品为菊科植物木香的干燥根，呈圆柱形或半圆柱形，表面黄棕色或灰褐色，有明显的皱纹、纵沟及侧根痕。质坚，不易折断，断面灰褐色或暗褐色，周边灰黄色或浅棕黄色，形成层环呈棕色，有放射状纹理及散在的褐色点状油室。气香特异，味微苦。

【性味】味辛、苦，性温。

【功能主治】行气止痛，理气疏肝，健脾消食。用于胸脘胀痛、泄痢后重、食积不消、不思饮食等症。煨木香实肠止泻，用于泄泻腹痛。

【注意事项】阴虚、津亏、火旺者慎服。

本草治方

● 木香散

【原料】木香、冬瓜子各适量。

【做法】将木香研成细末，用冬瓜子煎汤送服9克。痰甚者，加竹沥、姜汁。

【功效】此方主治中气不足而致闭目不语，如中风状。

细辛：消痰行水，散风逐寒

【别名】小辛、少辛。

【释义】本品为马兜铃科植物北细辛或华细辛的干燥根和根茎，主要产于辽宁、吉林、黑龙江等地。根状茎直立或横走，有多条须根；叶通常2枚，叶片心形或卵状心形；花紫黑色，花被裂片三角状卵形；果近球状，棕黄色。夏季果熟期或初秋采挖根及根茎，除净泥沙，阴干备用。

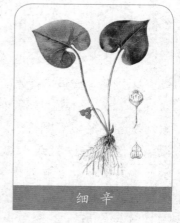

细　辛

【性味】味辛，性温，有小毒。

【功能主治】消痰行水，散风逐寒，活血，平喘，定痛。主治痰饮喘咳、风寒感冒、水肿、风湿、跌打损伤、头痛、龋齿痛、疝气腹痛等症。

【注意事项】气虚多汗、血虚头痛、阴虚咳嗽者忌用。

本草治方

● 细辛散

【原料】细辛适量。

【做法】将细辛研为细末，吹入鼻孔。

【功效】用治中风不省人事。

黄芪：补气固表，利尿托毒

【别名】黄耆、芰草等。

【释义】本品为豆科多年生草本植物蒙古黄芪或膜荚黄芪的干燥

根。春、秋季采挖，除去泥土、须根及根头，晒至六七成干，理直扎捆后晒干。

【性味】味甘，性温。归肺、脾经。

【功能主治】补气固表，利尿，托毒排脓，敛疮生肌。用于中气下陷、气虚乏力、表虚自汗、久泻脱肛、食少便溏、便血崩漏、气虚水肿、痈疽难溃或久溃不敛、血虚萎黄、内热消渴，以及慢性肾炎、糖尿病等病症。

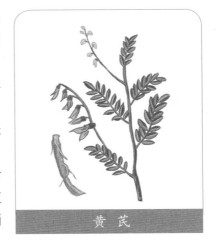

黄 芪

本草治方

● 黄芪玄参汤

【原料】黄芪、黄精、丹参、玄参各15克，鸡血藤20克，海藻12克。

【做法】用水煎服，每日1剂，并可随症加减。

【功效】益气养阴，活血养营，化痰软坚。主治中风后遗症，症见中风后一侧肢体偏瘫、肌肉松弛、不能自主屈伸、舌体向健侧歪斜、语言謇涩、舌暗红、苔薄白、脉弦细等。

● 二蛇黄芪汤

【原料】乌梢蛇、白花蛇各15克，鸡血藤、黄芪各30克，当归、白芍、川芎、红花、桃仁各12克，丹参25克，桂枝、山楂、甘草各10克。

【做法】将上药用水煎3次后合并药液，分2次温服，每日1剂，15剂为1个疗程。

【功效】本方主治中风后偏瘫。

腰肌劳损与本草论治

　　腰肌劳损是指腰部肌肉及其附着点筋膜或骨膜因慢性损伤性炎症而出现的以慢性持续性或间歇性腰痛为主症的病症。表现为持续性的腰痛，休息减轻，劳累加重，弯腰稍久则腰痛加剧。有时叩击腰部时腰痛减轻，腰部有压痛点。

　　本病症多见于女性、青少年刚参加工作和长期从事手工劳动者，多发于腰背部或腰侧，起病缓慢，症状轻微。

熟地黄：补血滋阴，益精填髓

　　【别名】熟地、伏地。

　　【释义】本品为玄参科多年生草本植物地黄的块根，经加工炮制而成，呈不规则的块状或片状，大小、厚薄不一，质柔软而带韧性，不易被折断，断面乌黑色，有光泽。

　　【性味】味甘，性平。

　　【功能主治】补血滋阴，益精填髓。主治阴虚血少、脑髓空虚所致的腰膝痿弱、劳嗽骨蒸、遗精、月经不调、崩漏、心悸、失眠、健忘、盗汗、消渴、耳聋、目昏等症。

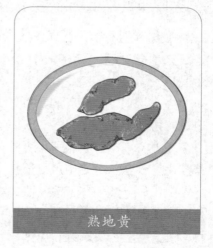

熟地黄

　　【注意事项】凡气滞痰多、湿盛苔腻、脾胃虚弱、食少便溏者均应忌用。

六味地黄丸

【原料】熟地黄160克，山茱萸（制）、山药各80克，牡丹皮、茯苓、泽泻各60克。

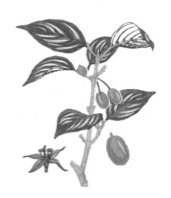

山茱萸

【做法】将上药研成细末，过筛，混匀。每100克粉末加炼蜜35～50克与适量的水，泛丸，干燥，制成水蜜丸；或加炼蜜80～110克制成小蜜丸或大蜜丸即成。口服，水蜜丸一次6克，小蜜丸一次9克，大蜜丸一次1丸，1日2次。

【功效】滋阴补肾。用于肾阴亏损所致头晕耳鸣、腰膝酸软、骨蒸潮热、盗汗遗精、消渴等症。但患者的腰肌劳损若由肾阳虚引起，就不宜服用。

熟地黄杜仲酒

【原料】熟地黄、炙杜仲、炮姜、萆薢、羌活、川芎、制乌头、秦艽、细辛、川椒、制附子、肉桂、川续断、栝楼根各30克，五加皮、石斛各50克，地骨皮、桔梗(炒)、炙甘草、防风各25克，白酒2000毫升。

【做法】除白酒外，将其他药入布袋，置容器中，加入白酒，密封，浸泡5～7天后，过滤去渣即成。口服，不拘时，每次服10毫升，每天30～50毫升，常令有酒气相续为妙。

【功效】温肾阳，祛风湿，舒筋壮腰。主治腰部疼痛、沉重，不得俯仰。

杜仲：强筋骨，补肝肾

【别名】思仲、扯丝皮、木绵、思仙、丝连皮。

【释义】杜仲为落叶乔木，高可达20米。小枝光滑，淡褐色或黄褐色，具片状髓。皮、枝及叶均含胶质。单叶互生，椭圆形或卵形，先端渐尖，基部广楔形或圆形，边缘有锯齿，幼叶上面疏被柔毛，下面毛较密，老叶上面光滑，下面叶脉处疏被毛。4～5月开花，花单性，雌雄异株，与叶同时开放，或先叶开放，生于一年生枝基部苞片的腋内，有花柄，无花被。9月结果，果实扁平，长椭圆形，周边有膜质薄翅，内含种子1粒。树皮于4～6月剥取为佳，趁鲜刮去粗皮，刷去泥土，鲜用，或堆放至内皮呈紫褐色后晒干备用。

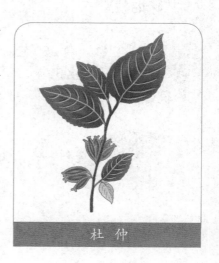

杜 仲

【性味】味甘，性温。

【功能主治】强筋骨，补肝肾，安胎。主治腰脊酸疼、小便余沥、阴下湿痒、胎动不安、胎漏、足膝痿弱、高血压等病症。

【注意事项】阴虚火旺者慎服。

本草治方

● 杜仲当归汤

【原料】杜仲24克，当归、党参、黄芪各31克，川断18克，牛膝、玄胡各15克。

【做法】将以上诸药用水煎服，每日1剂。

【功效】补肾益精，补气活血。主治肾虚气弱、瘀血阻络所致的腰肌劳损。

● 杜仲炖猪脚

【原料】杜仲15克，锦鸡儿、千斤拔各30克，猪脚1只。

【做法】加水共炖烂，吃肉喝汤。

【功效】主治半身不遂、腰膝无力。

● 杜仲地黄汤

【原料】杜仲12克，熟地黄15克，续断、菟丝子各10克，核桃仁30克。

【做法】水煎服。

【功效】主治肾虚而致腰背酸痛、腿膝软弱、小便频数等症。

牛膝：补肝肾，强筋骨

【别名】牛茎、百倍、山苋菜、对节菜等。

【释义】本品为苋科多年生草本植物牛膝的干燥根。牛膝春天生苗，茎高二三尺，青紫色，有节如鹤膝及牛膝的样子。冬季茎叶枯萎时采挖根部，除去须根和泥沙，晒干备用。入药以根非常大、长约三尺而且柔润者为上等。茎叶亦可单独入药。

【性味】味苦、酸，性平，无毒。

【功能主治】补肝肾，强筋骨，活血祛瘀。主治腰膝酸痛，产后血瘀腹痛、胞衣不下，下肢痿软，血滞经闭、痛经，跌打损伤，痈肿恶疮，咽喉肿痛，癥瘕，热淋、血淋等症。

【注意事项】中气下陷、脾虚而致泄泻的患者，下元不固而致梦遗失精、月经过多的患者，以及孕妇均忌服。

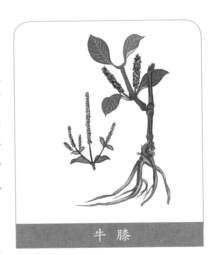

牛 膝

●牛膝酒

【原料】牛膝、天冬、秦艽各15克，独活18克，五加皮、肉桂各12克，细辛、石南叶、薏苡仁、制附子、巴戟天、杜仲各6克，白酒2000毫升。

【做法】将以上诸味药共研为粗末，入布袋，置容器中，加入白酒密封，浸泡14天后，过滤去渣即成。每日服3次，每次10~15毫升。

【功效】祛风湿，壮腰膝。主治关节疼痛、步履无力等症。

威灵仙：祛风湿，通经络

【别名】百条根、铁脚威灵仙、老虎须等。

【释义】本品为毛茛科植物威灵仙的干燥根和根茎，主产于江苏、安徽、浙江等地，秋季采挖，除去泥沙，晒干备用。

【性味】味辛、咸，性温，有毒。

【功能主治】祛风湿，通经络，消骨鲠。主治腰膝冷痛，肢体麻木、屈伸不利，筋脉拘挛，痛风顽痹，风湿痹痛，脚气，疟疾，癥瘕积聚，破伤风，扁桃体炎，诸骨鲠喉等病症。

【注意事项】气血虚弱、无风寒湿邪者慎服。

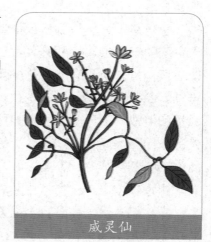

威灵仙

《本草纲目》养生经

本草治方

● 威灵仙蒸猪肾

【原料】威灵仙15克，杜仲20克，猪肾1~2个。

【做法】将上药分别研末后混合拌匀。再取猪肾1~2个破开，洗去血液，放入药粉，摊匀后合紧，共放入碗内，加水少许，放入蒸锅置火上久蒸，吃猪肾饮汤。每日1剂。

【功效】补肾强骨，除湿止痛。主治腰肌劳损。

● 威灵仙牛膝汤

【原料】威灵仙20克，牛膝15克，当归尾、牛蒡子各10克。

【做法】将上药用水煎服，每日1剂。一般3~5剂见效。

【功效】主治急性腰扭伤。

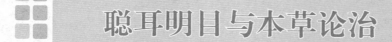

聪耳明目与本草论治

　　中医学认为，肾开窍于耳，肝开窍于目，肾气与耳相通，而目为肝气所通，肝肾充足则耳聪目明，若肝肾虚衰则不能养目养耳，就会出现耳聋眼花的现象。因此，是否耳聪目明，是判断一个人是否健康的标志之一。我们精心搜集了一些聪耳明目的本草治方，以供大家参考。

鸭肝：补肝，明目，养血

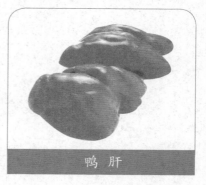

鸭　肝

　　【释义】本品为动物鸭的肝脏，呈大小双叶，色紫红，质细嫩，味鲜美。适用于炒、炸、卤、熘等多种烹调方法。

　　【性味】味甘、苦，性温。

　　【功能主治】补肝，明目，养血。用治血虚萎黄、目赤、浮肿、脚气、夜盲等症。

　　【注意事项】肝病、高血压、高胆固醇血症和冠心病患者慎食。

（ 本草治方 ）

● 萝卜枸杞炖鸭肝

　　【原料】鸭肝150克，萝卜250克，枸杞子20克，葱段、姜片各6克，猪油100克，料酒6毫升，精盐少许。

《本草纲目》养生经

【做法】将萝卜洗净去皮切成丝煮熟，枸杞子洗净，鸭肝洗净后用平刀切成薄片，放入开水中焯透。然后将锅置中火上，放入猪油并加适量水及葱段、姜片、料酒、精盐、萝卜丝、枸杞子，改用大火炖煮，至汁浓再放入鸭肝，翻炒至熟即可。食肉饮汤，单食或佐餐食用，分1～2次食完。

【功效】清肝明目。适于两目干涩、多泪、视物模糊、视力下降者食用。

猪肾：利水，补肾气

【别名】猪腰子。

【释义】本品为动物猪的肾脏。

【性味】味甘、咸，性平。

【功能主治】利水，补肾气。用治肾虚而致腰痛、全身水肿、遗精、盗汗、老年耳聋等症。

【注意事项】肾气虚寒者忌食。

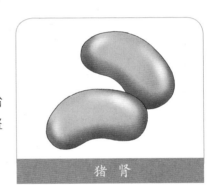

猪　肾

本草治方

猪肾磁石粥

【原料】猪肾1只，磁石40克，粳米100克，姜、葱、精盐各适量。

【做法】将磁石捣碎，放砂锅内，加水，大火煮1小时，去渣取汁；粳米淘净；猪肾去筋膜洗净，切成小块。将粳米、猪肾放入磁石汁内，加适量姜、葱、精盐，大火煮沸后，转用小火煮至米烂成粥。每晚温热服食。

【功效】补肾虚，明耳目。适用于老年肾虚而见耳鸣耳聋、头晕目眩、心悸失眠等症。

猪肾粥

【原料】猪肾1对，粳米60克，葱3段，料酒、花椒水各适量。

【做法】将猪肾去筋膜，切成黄豆大小的丁，葱切碎，粳米淘洗1次，同放锅内，加料酒及花椒水少许，再加清水适量，大火烧开后改小火熬至粥烂即可。每日1剂做早餐食，连食7~10周。

【功效】补肾益精。适用于肾精亏损型耳鸣、耳聋。

羊肾：补肾气，益精髓

【别名】羊腰子。

【释义】本品为动物山羊或绵羊的肾脏。

【性味】味甘，性温，无毒。

【功能主治】补肾气，益精髓。用治肾虚而致劳损、腰膝痿弱、耳聋、腰脊疼痛、尿频、消渴、阳痿、遗尿等症。

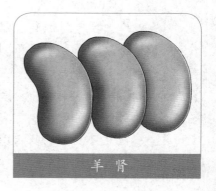

羊肾

本草治方

羊肾枸杞粥

【原料】羊肾1具，羊肉、粳米各100克，枸杞子50克，葱、精盐各适量。

【做法】先将羊肾去筋膜洗净切片，羊肉洗净切片，再将枸杞子洗净加水煮沸10分钟后，捞去枸杞子，加入淘净的粳米、羊肉片、羊肾片，再加葱、精盐等调味品，共煮成粥。做早晚餐食之。

【功效】补肾益精。适用于肾虚耳鸣、耳聋。

● 羊肾黑豆杜仲汤

【原料】羊肾1对，黑豆60克，杜仲15克，菖蒲10克，生姜9克。

【做法】先将破开洗净的羊肾用开水泡2～3分钟后待用。黑豆、杜仲、菖蒲、生姜加水共煮，30分钟后加入羊肾煮熟即可。每日1剂，分早晚2次服，可常吃。

【功效】本方适用于肾精亏损型耳鸣、耳聋。

兔肝：补阴养血，滋肝明目

【释义】本品为动物东北兔、华南兔、蒙古兔或家兔等的肝脏。

【性味】味甘、苦、咸，性寒。

【功能主治】补肝，明目。主治肝虚所致目暗昏糊、眩晕、目翳、目痛等症。

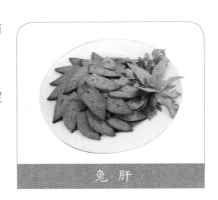

兔 肝

本草治方

● 兔肝鸡蛋汤

【原料】新鲜兔肝1具，红皮鸡蛋2枚，植物油、精盐、香菜等各适量。

【做法】先将油烧热加盐、水适量，烧沸；兔肝洗净，去胆囊，切为数片放在锅中，至肝变色，放香菜，鸡蛋去壳搅匀，倒入锅中至熟即可。食肉饮汤，随量食用。

【功效】补阴养血，滋肝明目。适宜于肝血不足之夜盲症，也可用于肝经有热之目赤肿痛等症的治疗。

兔肝杞贞汤

【原料】兔肝1具，枸杞子、女贞子各9克，调味品少许。

【做法】将枸杞子、女贞子洗净先煎取药汁，再用药汁煮兔肝片，加作料调味即可。吃肝喝汤，日服1次。

【功效】补肝明目。适用于肝肾阴虚而致头晕眼花、视物模糊等症的患者。

风湿性关节炎与本草论治

风湿性关节炎是一种常见的急性或慢性结缔组织炎症，可反复发作并累及心脏。临床以关节和肌肉游走性酸楚、重着、疼痛为特征。中医称本病为"痹症"，根据感邪不同及临床主要表现，有"行痹""痛痹""着痹"的区别，其病机主要为风、寒、湿邪三气杂至，导致气血运行不畅、经络阻滞所致。

木瓜：平肝舒筋，和胃化湿

【别名】榠楂、木李。

【释义】本品为蔷薇科植物贴梗海棠的干燥近成熟果实。主产于安徽、湖南、湖北等地，以安徽宣城产者质量为佳，称"宣木瓜"。夏、秋二季果实绿黄时采收，置沸水中烫至外皮灰白色，对半纵剖，晒干。贴梗海棠的枝、皮、叶、花、根及果核等也可入药。

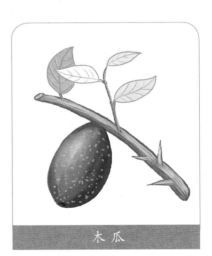

木瓜

 实

【性味】味酸，性温，无毒。

【功能主治】平肝舒筋，和胃化湿。主治湿痹拘挛、腰膝关节酸重疼痛、吐泻转筋、脚气水肿等症。治风湿痹痛时一般用于腰膝酸痛者居多，常与虎骨等配用。

核

【功能主治】主治霍乱烦躁气急，每次嚼7粒，温水咽下。

枝、叶、皮、根

【性味】味酸、涩，性温，无毒。

【功能主治】煮水喝，治霍乱吐下转筋、疗脚气。枝作拐杖，利筋脉。根、叶煮水洗足胫，可以防止脚软跌倒。木材做桶洗脚，有保健作用。

花

【功能主治】主治面黑、粉刺。

【注意事项】脾胃虚寒者禁用。

本草治方

● 木瓜浆

【原料】木瓜1个。

【做法】水酒各半，将木瓜煮烂，并研成粥浆样，用布摊敷于患处。

【功效】舒筋通络，祛风湿。治疗风湿性关节炎、关节痛。

● 虎骨木瓜酒

【原料】木瓜93克，虎骨（酥炙）、川芎、川牛膝、当归、天麻、五加皮、红花、川续断、白茄根各31克，玉竹62克，秦艽、防风各15克，桑枝125克。

【做法】将上药研为细末，用绢袋盛之，放入高粱酒10升浸泡7日，滤清，加冰糖1千克。随量饮用。

【功效】祛风定痛，除湿驱寒，壮筋强骨，调和气血。主治风寒湿气流入经络而致筋脉拘挛、骨节酸痛、四肢麻木、口眼歪斜、历节风痛等症，以及骨折伤筋后，筋络挛缩酸痛、痿软无力。

食盐：清火凉血，解毒软坚

【释义】食盐的种类很多，包括海盐、井盐、池盐、岩盐等。食盐呈白色，咸香味美，是生活中不可缺少的调味品。

【性味】味咸，性寒，无毒。

【功能主治】清火，凉血，解毒，软坚，杀虫，止痒。主治心腹胀痛、食停上脘、胸中痰癖、齿龈出血、喉痛、牙痛、目翳、二便不通、疮疡、毒虫蜇伤等症。

【注意事项】喘咳、水肿、消渴者宜慎食。高血压患者也应控制盐的摄入量。

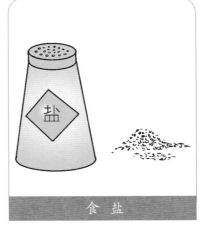

食 盐

本草治方

● 炒食盐

【原料】食用细盐50克。

【做法】每晚将盐放锅内炒热，用布包好，睡前敷患处，每日1次，连用3～4日。

【功效】祛风湿。用治风湿性关节炎。

● 炒食盐小茴香

【原料】食盐500克，小茴香120克。

【做法】将上两味药共入锅内炒热，用布包熨痛处，凉了再换，往复数次。

【功效】祛风理气，散寒止痛。用治风湿性关节痛。

丝瓜络：通经活络，解毒消肿

【别名】丝瓜筋、丝瓜布、丝瓜瓤。

【释义】本品为葫芦科植物丝瓜的干燥成熟果实的维管束。夏、秋二季果实成熟、果皮变黄、内部干枯时采摘，除去皮及果肉，洗净，晒干，除去种子。

【性味】味苦，性凉。

【功能主治】通经活络，解毒消肿。主治胸胁疼痛、痹痛、拘挛、乳汁不通、肺热咳嗽等症。

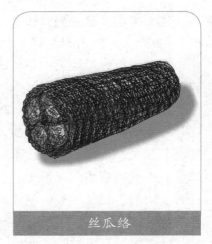

丝瓜络

本草治方

● 丝瓜络酒

【原料】丝瓜络50克，白酒500毫升。

【做法】将丝瓜络放入白酒里浸泡7天，去渣饮用。每次饮15毫升，能饮酒者饮30~90毫升，每日2次。

【功效】通经活络。用治风湿性关节痛。

● 丝瓜络桑枝汤

【原料】丝瓜络、嫩桑枝各30克，怀牛膝10克，汉防己10克。

【做法】水煎服。

【功效】用治风湿性关节炎。

女人如花，
用对本草让『女人花』开得更艳

爱美是女人的天性。然而，许多妇科疾病，例如，痛经、闭经、月经不调、产后缺乳、产后恶露不绝，以及乳腺病等，常会影响女性的健康和美丽，给女人带来烦恼。利用本草方来调理气血、通经活络，可以有效治疗妇科疾病，让女人变得健康、变得美丽。

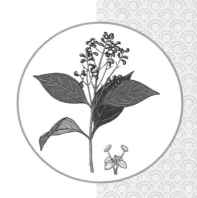

产后缺乳与本草论治

　　产后缺乳是指产后乳汁甚少或乳汁全无，又称产后乳汁不行。缺乳多因素体脾胃虚弱、产时失血耗气造成气血津液不足而致乳汁生成无源，或产时不顺、产后抑郁而致肝失条达，气机不畅，经脉滞涩，阻碍乳汁运行而引起。常见证型有：

　　气血虚弱型：指分娩1周以后或哺乳期中，乳汁甚少或全无，乳汁清稀，乳房柔软无胀痛，面色无华，头晕，神疲乏力，食少便溏，舌淡，少苔，脉虚弱。治宜益气补血。

　　肝郁气滞型：指产后乳汁涩少或全无，乳汁浓稠，乳房胀痛，胸胁胃脘胀闷不舒，或有微热、心烦，食欲不振，舌正常，脉弦细。治宜疏肝解郁，通络下乳。

王不留行：下乳消痈，活血通经

　　【别名】奶米、留行子、剪金子。

　　【释义】本品为石竹科植物麦蓝菜的干燥成熟种子，呈球形，直径约2毫米。表面黑色，少数红棕色，略有光泽，有细密颗粒状突起，另有一浅色圆点状种脐及一浅沟。质坚硬，断面灰白色，角质样。夏季果实成熟，果皮尚未裂开时，割取全株，晒干，使果实自然开裂，然后打下种子，除去杂质，再晒至足干，置干燥处以备生用或炒用。

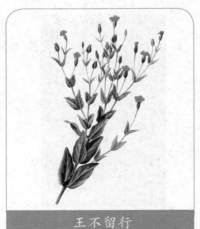

王不留行

【性味】味苦，性平。归肝、胃经。

【功能主治】下乳消痈，活血通经，利尿通淋。主治产后乳汁不下、乳痈肿痛、血瘀经闭、痛经、难产、热淋、石淋、血淋等症。

【注意事项】孕妇慎用。

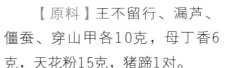

本草治方

● 王不留行散

【原料】王不留行、生鹿角霜、山甲珠各等份。

【做法】将上药共研为末，每日3次，每次6克，用猪蹄汤冲服。

【功效】主治产后缺乳。

● 王不留行桃仁汤

【原料】王不留行15克，桃仁12克，红蓝花、当归、生地黄、牛膝各9克，川芎、赤芍、桔梗、柴胡、枳壳、甘草各6克。

【做法】将上药用水煎服，

每日1剂。服用3剂后加黄芪20克，水煎服。

【功效】主治产后缺乳。

● 涌泉猪蹄汤

【原料】王不留行、漏芦、僵蚕、穿山甲各10克，母丁香6克，天花粉15克，猪蹄1对。

【做法】水煎诸药3次，每次均去渣留汁，用药液煮猪蹄至烂即可。饮汤吃猪蹄，分顿服食。

【功效】主治产后乳汁不下，乳房胀痛、按之有块、触痛。

黄花菜：补虚下奶，平肝利尿

【别名】金针菜、萱草花、忘忧草、健脑菜。

【释义】本品为百合科植物黄花菜的全草，我国南北各地均有栽培，以湖南、江苏、浙江、湖北、四川、甘肃、陕西、广东、广西、福建、安徽等地所产较多。鲜黄花菜的食用部位是其花蕾。花蕾呈细长条状，黄色，有芳香气味，每年春、秋两季采收。

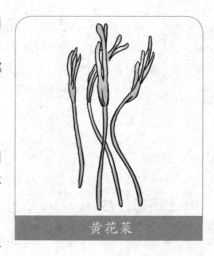
黄花菜

【性味】味甘，性温。

【功能主治】补虚下奶，平肝利尿，消肿止血。主治乳痈、水肿、淋证、咽痛、头晕、耳鸣、吐血、衄血、大肠下血、心悸、关节疼痛等病症。

【注意事项】胃肠不和的人以少吃为好，平素痰多尤其是哮喘病者不宜食用。另外，食用黄花菜时应先将鲜黄花菜用开水焯过，再用清水浸泡2个小时以上，捞出用水洗净后再进行炒食。

本草治方

● 黄花通草猪肝汤

【原料】黄花菜、花生米各30克，通草6克，猪肝200克。

【做法】将黄花菜、通草加水煮汤，去渣取汁，入花生米、猪肝煲汤。以花生米熟烂为度。吃猪肝、花生米，饮汤，每日1剂，连食3天。

【功效】主治产后乳汁量少、乳房柔软、食欲不振。

● 猪蹄黄花菜汤

【原料】猪蹄1只，黄花菜30克，黄豆60克，盐适量。

【做法】将猪蹄洗净剁成碎块，与黄豆、黄花菜共同煮烂，入盐调味，分数次吃完。2～3日1剂，连食3剂。

【功效】本方主治产后乳汁稀少、无乳胀、乳房柔软。

通草：通气下乳，清热利尿

【别名】方草、通花、大通草等。

【释义】本品为五加科植物通脱木的干燥茎髓，呈圆柱形，表面白色或淡黄色，有浅纵沟纹。体轻，质松软，稍有弹性，易折断，断面平坦，显银白色光泽，中部有空心或半透明的薄膜，纵剖面呈梯状排列，实心者少见。秋季割取茎，截成段，趁鲜取出髓部，理直，晒干。

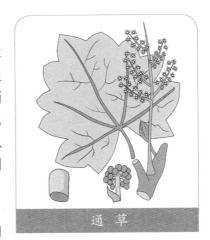

通草

【性味】味甘、淡，性微寒。归肺、胃经。

【功能主治】通气下乳，清热利尿。用于乳汁不下、淋证涩痛、湿温尿赤、水肿尿少等症。

【注意事项】孕妇慎用。

本草治方

● 通草甘草散

【原料】通草、石钟乳各3.75克，甘草3克，云母7.5克。

【做法】将上药分别切碎，捣研过筛为散，每顿饭后用温漏芦汤送服1克，每天3次。

【功效】此方为通乳方，主治女子产后缺乳。乳下则应停服。

● 通草麦冬散

【原料】通草、麦冬、石钟乳、理石各等份。

【做法】将上药切、捣并过筛为散药，每次饭前用酒服下1克，每天3次。

【功效】此方为通乳方，主治产后缺乳。

莴苣：利五脏，壮筋骨，催乳汁

【别名】莴菜，莴笋。

【释义】本品为菊科植物莴苣的茎和叶。茎直立，单生，厚肉质；基生叶丛生，向上渐小，长圆状披针形或长圆状倒卵形，先端圆钝或尖锐；茎生叶互生，椭圆形或三角状卵形，基部心形，抱茎。可生食、炒食，或腌制食用。

【性味】味苦，性凉，微毒。

【功能主治】利五脏，通经活络，开利胸膈，利气，壮筋骨，去除口臭，使牙齿变白，使眼睛明亮，又有催乳汁的作用，利小便，解虫毒和蛇咬之毒。

【注意事项】患寒病的人不宜食用。

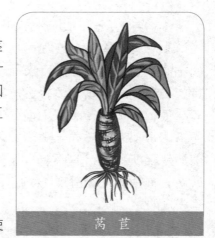

莴苣

 子

【功能主治】催乳利尿。治阴部肿胀、痔漏出血和扭伤。

本草治方

● 鲜拌莴苣

【原料】鲜莴苣250克，精盐、味精、黄酒各适量。

【做法】将鲜莴苣洗净，去皮，切丝，以精盐、黄酒、味精调拌，分顿佐餐食用。每日1剂。

【功效】主治产后乳汁稀少、小便频繁。

产后恶露不绝与本草论治

恶露是指产妇分娩后随子宫蜕膜脱落，经阴道排出的含有血液、坏死蜕膜等组织的瘀血败浊之物。一般持续2~3周，如果超过3周仍然淋漓不绝者，即为"恶露不尽"。如不及时治疗，迁延日久，则可影响产妇的身体健康并引发其他疾病。中医学认为，本病病理主要是气血运行失常、气滞血瘀，或气虚不能摄血，以及阴虚血热，均可导致恶露不尽。血瘀：新产之后，胞脉正虚，寒邪乘虚而入与血相搏，形成瘀血，故恶露淋漓不畅，日久不止。气虚：多由体质虚弱，正气不足，产时失血伤气，正气愈虚，或因产后过早操劳，劳倦伤脾，气虚下陷，以致冲任不固，不能摄血。血热：产妇阴血素虚，又因产时失血，阴液更亏，阴虚则血热，或因产后过服温药，或肝有郁热，以致热伏冲任，迫血下行而致恶露不止。

益母草：活血破血，调经解毒

【别名】茺蔚、益明、坤草、野天麻。

【释义】本品为唇形科植物益母草的新鲜或干燥地上部分。益母草生于山坡草地、田埂、路旁、溪边等向阳处，我国大部分地区均产。夏季植株生长茂盛，花未全开或初开时割取地上部分，晒干或切段晒干备用。鲜品于春季幼苗期至初夏花前期采割。

 子

【性味】味辛、甘，性微温，无毒。

【功能主治】聪耳明目、轻身，使人肌肤润泽、精力旺盛、不易衰老，益精，除水肿。长期服用可以轻身，治血逆高热、头痛、心烦、产后血胀。春内仁生食，补中益气，通血脉，益精髓，止渴，润肺，清热解毒，养肝安魂定魄，调妇女经脉，治非经期大出血或出血不断、产后胎前各种病。长期服用令妇女有孕。

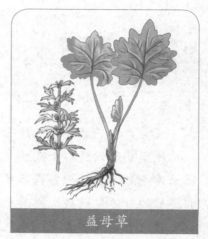
益母草

茎

【性味】味辛、微苦，性寒，无毒。

【功能主治】治荨麻疹，可做汤洗浴。捣汁服用，主治浮肿。消恶毒疗肿、乳痈及丹毒等，都可用益母草茎叶涂拭。另外，服汁可下死胎，治产后血胀闷。将汁滴入耳内，主治耳聋。捣碎外敷可解蛇虫毒。用来做驻颜的药，可令人容颜光泽，除粉刺。还可活血破血，调经解毒，治流产及难产、胎盘不下、产后大出血、血分湿热复感风邪、非经期大出血或出血不断、尿血、泻血痢及痔疮、跌打后内伤及瘀血、大小便不通。

【注意事项】孕妇禁用。

本草治方

● 益母草党参汤

【原料】益母草、银花炭各15克，黄芩（炒）、丹皮（炒）、茜草、蒲黄（炒）、焦楂曲各10克，党参12克，贯众炭30克，大黄炭6克。

【做法】将上药用水煎服，每日1剂，分2～3次服用。5剂为

1个疗程，最多为2个疗程。

【功效】本方主治产后恶露不尽。

● 益母草蒲黄丸

【原料】益母草、蒲黄、当归、五灵脂各等份。

【做法】将上药研为细末，用蜜制成9克重的蜜丸。每次服用

1丸，病情重者可服用2丸，每日3次，温开水送服。

【功效】本方主治产后恶露不尽、小腹疼痛。

● **益母草汤**

【原料】益母草18克，当归6克，杭芍9克。

【做法】将上药用水煎服。

【功效】用于产后恶露不尽。

红花：活血通经，去瘀止痛

【别名】刺红花、草红花、红蓝花。

【释义】本品为菊科植物红花的干燥花。红花茎直立，基部木质化，上部多分枝。叶互生，质硬，近于无柄而抱茎，卵形或卵状披针形，基部渐狭，先端尖锐，边缘具刺齿；上部叶逐渐变小，成苞片状，围绕头状花序。花序大，顶生，总苞片多列，外面1～3列呈叶状，披针形，边缘有针刺；内列呈卵形，边缘无刺而呈白色膜质；花托扁平；管状花多数，通常两性，橘红色。果期7～9月。瘦果椭圆形或倒卵形。红花的花可入药，5～6月当花瓣由黄变红时采摘，晒干、阴干或烘干。

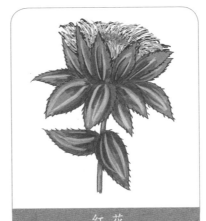

红花

【性味】味辛，性温。

【功能主治】活血通经，去瘀止痛。主治恶露不行、产后血晕、瘀滞腹痛、胸痹心痛、痛经、闭经、癥瘕痞块、跌打瘀肿、关节疼痛、中风瘫痪等症。

【注意事项】孕妇慎用。

● 红花桃仁散

【原料】红花、桃仁、血竭、归尾各等份。

【做法】将上药分别研末，混合。每次服用3克，淡酒送下。

【功效】用于产后恶露不尽。

● 红花卷荷散

【原料】红花、初出卷荷各60克，蒲黄（纸炒）、牡丹皮各15克。

【做法】将上药研为细末，每次服用9克，用温酒或童子尿调服。

【功效】本方主治产后血上冲心、血晕、腹痛、恶露不绝。

● 红花山楂饮

【原料】红花、山楂各10克，益母草15克，红糖适量。

【做法】将上药用水煎服。

【功效】主治产后恶露不尽、腹痛等。

红糖：益气补血，缓中止痛

【别名】赤砂糖、紫砂糖、砂糖。

【释义】红糖为禾本科草本植物甘蔗的茎经压榨取汁炼制而成的赤色结晶体。红糖几乎保留了蔗汁中的全部营养成分，含有丰富的糖分、维生素、矿物质，以及多种氨基酸等。

【性味】味甘，性温。

【功能主治】益气补血，健脾暖胃，缓中止痛，活血化瘀，延缓衰老。用于脾胃虚弱而致腹痛、呕哕，以及月经不调、妇女产后恶露不尽等症。

【注意事项】糖尿病患者不宜。高脂血症、肥胖症患者须控制糖

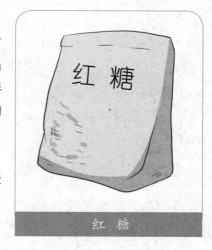

红　糖

的摄入量。有痰湿者不宜，多食可助热、损齿。

本草治方

● 红糖鸡蛋

【原料】红糖、脱力草各30克，鸡蛋10枚。

【做法】将脱力草（若无，可用党参30克、黄芪60克代替）先熬水，去渣，再用滤液、红糖与鸡蛋同煮，以蛋熟为度，每天吃蛋2～3个，吃完可再制。

【功效】本方适用于产后气虚所致的恶露不尽。

● 红糖茶叶饮

【原料】红糖3克，茶叶少许。

【做法】用热黄酒冲服。

【功效】用于产后恶露不下、腹痛。

升麻：清热解毒，发表透疹

【别名】周麻。

【释义】本品以川蜀所产者为佳，春天生苗，高三尺有余，叶子像麻叶，为青色，四五月开白色的花，像粟穗，六月以后结黑色的果实。根为紫黑色，像蒿根，多须。秋季采挖其根茎，晒干，除去须根，润透切片，生用或炙用。

【性味】味甘、苦，性平、微寒，无毒。

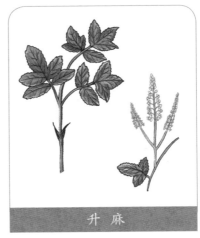

升 麻

【功能主治】清热解毒，发表透疹，升举阳气。主治痈肿疮毒、中气下陷、脾虚泄泻、风热头痛、齿痛、口疮、咽喉肿痛、麻疹不透、阳毒发斑、脱肛、子宫脱垂、久痢下重、妇女带下、崩中等症。

【注意事项】服用过量可产生头晕，四肢拘挛、震颤等症。阴虚阳浮、喘满气逆及麻疹已透者忌服。

本草治方

● 升麻酒

【原料】升麻100克，清酒1000毫升。

【做法】把升麻与清酒一同放入锅内，大火煮沸，小火煎至一半。去渣，装瓶备用。每次将酒温热后空腹服用30～50毫升，每天2次。

【功效】益气止血。主治产后气虚而致恶露不止。

栀子：泻火解毒，凉血散瘀

【别名】山栀子、黄栀子、红枝子、黄果树。

【释义】本品为茜草科植物栀子的干燥成熟果实，主产于湖南、四川、江西等地，9~11月果实成熟呈红黄色时采收，除去果梗及杂质，蒸或置沸水中略烫，取出，干燥备用。

【性味】味苦，性寒。

【功能主治】栀子根可清热利湿、泻火解毒、凉血散瘀，用于传染性肝炎、跌打损伤、风火牙痛等症。果实可泻火除烦、清热利尿、凉血解毒，用治热病心烦、目赤肿痛、火毒疮

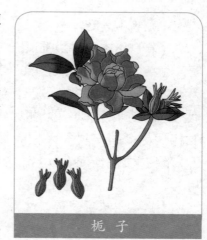

栀 子

疮、黄疸、尿赤、血热吐衄、血淋涩痛，外治扭挫伤痛。

【注意事项】凡脾胃虚寒、便溏者慎服。

本草治方

● 栀子汤

【原料】栀子30枚，当归、芍药各6克，蜂蜜100克，生姜15克，羊脂3克。

【做法】上药中先取栀子用水2000毫升煎煮，取汁1200毫升，入其他药继续煎，去渣，取汁400毫升，分3次服用，每天1剂。

【功效】此方为暖宫止血方，主治恶露不尽、小腹绞痛等。

生姜：发表，散寒，止呕

【别名】鲜姜、老姜。

【释义】本品为姜科植物姜的新鲜根茎。根茎肉质，肥厚，扁平，有芳香和辛辣味。叶披针形至条状披针形，先端渐尖，基部渐狭，平滑无毛，有抱茎的叶鞘；无柄。花茎直立，被覆瓦状疏离的鳞片；穗状花序卵形至椭圆形，花稠密。夏季采挖根茎，除去茎叶及须根，洗净泥土，鲜用。

【性味】味辛，性温。

【功能主治】发表，散寒，止呕，化痰。主治风寒感冒所致恶寒发热、头痛鼻塞，以及痰饮喘咳、呕吐、胀满、泄泻等症。

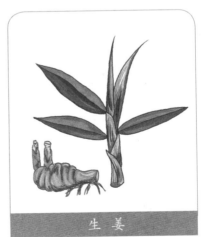

生姜

【注意事项】阴虚火旺而致目赤内热者，或患有痈肿疮疖、肺炎、肺结核、肺脓肿、胃溃疡、糖尿病、痔疮、胆囊炎、肾盂肾炎者都不宜长期食用生姜。

本草治方

● 泽兰生姜汤

【原料】泽兰、当归、生地黄各6克，甘草4.5克，生姜9克，芍药3克，大枣10枚。

【做法】将上药分别切碎，用水1800毫升煎煮，去渣，取汁600毫升，分3次服用，每日1剂。

【功效】此方为活血祛瘀方。主治产后恶露不尽、腹痛、小腹急痛、疼痛牵引至背、少气乏力等。

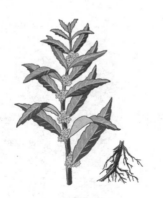

● 大黄生姜汤

【原料】大黄、当归、甘

草、生姜、牡丹、芍药各9克，吴茱萸15克。

【做法】将以上诸药分别切碎，用水2000毫升煎煮，去渣，取汁800毫升，分4次服用，一天内服完。

【功效】此方为活血祛瘀方，主治产后恶露不尽。

● 柴胡生姜汤

【原料】柴胡24克，桃仁50枚，当归、黄芪、芍药各9克，生姜24克，吴茱萸30克。

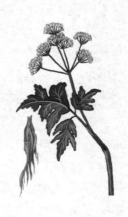

【做法】将上药分别切碎，用水2600毫升煎煮，去渣，取汁600毫升，每次饭前服用200毫升。每日1剂。

【功效】此方为活血祛瘀方，主治产后寒热往来、恶露不尽等。

月经不调与本草论治

　　月经不调是一种常见的妇科疾病，表现为月经周期或出血量的异常，可伴经前腹痛、经期腹痛等症状。中医学认为，导致月经不调的原因是多方面的，但主要原因是正气不足、气血失调所致。在治疗上重在调经以治本，如患某些疾病而导致月经不调，应当先治疗导致月经不调的疾病，病去则经自调。如果因为月经不调而导致疾病的，则应先调经，经调则病自除。

水蛭：通经，破瘀消肿

　　【别名】蚂蟥。

　　【释义】水蛭体长稍扁，乍视之似圆柱形，背面绿中带黑，有5条黄色纵线，腹面平坦，灰绿色，无杂色斑，整体环纹显著，体节由5环组成，每环宽度相似。水蛭生活在沟渠、稻田、浅水坑塘等处，嗜吸人畜血液，行动非常敏捷，会波浪式游，也能做尺蠖式移行。每到春暖即行活跃，6～10月均为其产卵期，到冬季往往蛰伏在近岸的湿泥中，不食不动，生存能力强。

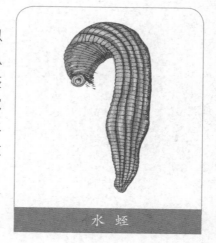

水 蛭

　　【性味】味咸、苦，性平，有毒。

　　【功能主治】通经，破瘀消肿。主治月经闭止、癥瘕腹痛、蓄血、跌打损伤、痈肿丹毒等症。

　　【注意事项】非瘀滞实证者及孕妇忌用。

本草治方

● 水蛭杏仁汤

【原料】水蛭、虻虫各30枚，杏仁6克，桃仁3克，大黄9克。

【做法】将上药分别切碎，用水1200毫升煎煮，去渣，取汁400毫升，分3次服。若服后下血甚多，须停服。

【功效】此方为活血调经方，主治月经不调，症见一月两次，或2~3月一次，或前或后，或闭经。

● 七熬丸

【原料】水蛭（熬）、虻虫（熬）各0.8克，大黄（熬）4.5克，前胡（熬）、芒硝（熬）各15克，葶苈（熬）、蜀椒（熬）各0.75克，生姜、芎䓖各2.25克，茯苓1.875克，杏仁1.125克，桃仁20枚。

【做法】将以上诸药切、捣并研为细末，用蜂蜜调和，制成梧桐子大小的丸，每次空腹服7丸，每天3次。若服后不愈，可逐渐加量为原量的2倍。

【功效】此方为活血通经方，主治月经不利、手足烦热、腹胀、夜不能寐、心烦等症。

● 水蛭桃仁汤

【原料】水蛭、桃仁、虻虫、干姜、芒硝各6克，细辛3克，大黄、牛膝各15克，朴硝、牡丹皮、甘草、紫菀各9克，代赭石3克，麻子仁7.5克。

【做法】将上药分别切碎，除芒硝外，用水3000毫升煎煮，去渣，取汁1000毫升，入芒硝烊化，分5次服，早晨起来第一次服用，两服之间相隔0.5~1小时。

【功效】此方为活血通经方，主治胞宫风冷而致的月经不调且多年不愈者。服后以有轻度腹泻为度，忌见风。

菱：止消渴，解酒毒

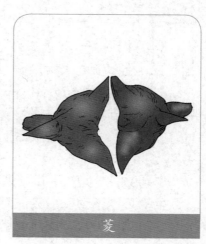

菱

【别名】风菱、乌菱、芰实、水菱、菱角。

【释义】菱在我国南部各省均有栽培或野生，是一种水生植物。其嫩茎可作菜蔬，果肉可食，因多数果有角，俗称菱角。菱生长在水中，其藤长绿叶子，开白色小花。菱角幼时呈紫红色，成熟时呈紫黑色，皮脆肉美，一般蒸煮后食之，或晒干后剁成细粒，熬粥食之。

【性味】生者味甘，性凉，无毒；熟者味甘，性平，无毒。

【功能主治】止消渴，解酒毒，利尿通乳。用治疮毒、赘疣，也可用治食道癌、胃癌。

【注意事项】忌过量食用；不宜同猪肉同煮食用，否则，易引起腹痛。

本草治方

● 菱角荷叶饮

【原料】菱角100克，荷叶10克，赤小豆30克。

【做法】水煎服。每日2次。

【功效】用治月经不调。

艾：止血，温经，逐寒湿

【别名】冰台、医草、黄草、艾蒿。

【释义】艾生长在田野间，各地都有，以向阳生长的为佳。初春生苗，茎似蒿，叶背呈白色，以苗短的为良。三月、五月采叶晒干，陈久方可用。

【性味】味苦，性微温，无毒。

【功能主治】止血，温经，安胎，逐寒湿，理气血。用治月经不调、崩漏、带下、心腹冷痛、泄泻转筋、久痢、吐衄、下血、胎动不安、痈疡、疥癣等症。

【注意事项】阴虚血热者慎用。

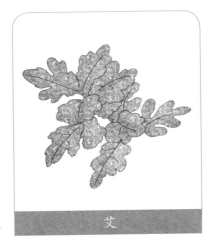

艾

本草治方

● 艾叶阿胶汤

【原料】艾叶、阿胶各15克，母鸡（去头爪）半只。

【做法】将母鸡去内脏，洗净，加水煮熟。取鸡汤一碗另煎煮艾叶，5分钟后下阿胶，待阿胶溶化后即可，每天服1次。

【功效】补血止血，滋阴安神。用治月经淋漓不断、下腹痛、崩漏等症。

● 艾叶炖母鸡

【原料】艾叶25克，老母鸡1只，白酒125毫升。

【做法】先将鸡开膛去肠及杂物，切块，锅内加水1大碗，下鸡、艾叶和酒共炖，烧开后改用小火煨熟。食肉饮汤，每天食用2次。

【功效】补中益气，温经散寒，止痛止血。用治月经来时点滴不断、日久身体虚弱等症。

地骨皮：清热凉血，清肺降火

【别名】枸杞皮、地辅、杞根、地骨。

【释义】本品为茄科植物枸杞的根皮。干燥根皮呈筒状或槽状卷片，大小不一；外表面灰黄色或黄棕色，粗糙，栓皮疏松，有不规则的纵裂纹，易脱落；内表面黄白色或灰黄色，较平坦，有细纵纹；质脆，易折断，断面不平坦，外层栓皮黄棕色，内层灰白色。春初或秋后采挖，洗净泥土，剥下根皮，晒干备用。以块大、肉厚、无木心与杂质者为佳。

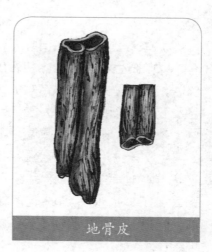
地骨皮

【性味】味甘、淡，性寒。

【功能主治】清热凉血，清肺降火。用于虚劳潮热盗汗、肺热咳嗽、咯血、衄血、血淋、消渴、高血压、痈肿、恶疮等症。

【注意事项】脾胃虚寒者忌服。

本草治方

● 地骨皮柴胡汤

【原料】地骨皮、旱莲草、麦冬、香附、地榆各10克，柴胡6克，白芍、女贞子、白茅根各12克。

【做法】将以上诸药用水煎服，每天1剂，分2次服，早饭前及晚饭后1小时各温服1次。

【加减】实热者，可酌加丹皮、青蒿、黄柏；虚热者，宜以生地、地骨皮为主，配滋阴壮水药及阿胶等养血滋阴之品自可收功。

【功效】清热养阴，调气理血。主治月经先期、经血量多或非经时少量出血。

地骨皮荠菜汤

【原料】地骨皮、炒白芍、旱莲草、女贞子各12克，生地炭24克，槐米炭、仙鹤草、鹿衔草、荠菜各30克。

【做法】将上药用水煎服，每天1剂。于两次月经中期出血前2~3天开始服，连用5~7剂。

【功效】养阴凉血，止血。主治月经不调（中期出血）。

闭经与本草论治

　　闭经即不来月经，是妇女常见的一种病症。女性超过18岁仍不来月经的叫原发性闭经；已经建立了正常月经周期后，连续3个月以上不来月经的叫继发性闭经。但青春期前、妊娠后、哺乳期及绝经后的闭经是正常的，不属于病态。引起闭经的原因很多，例如，劳累、体虚、精神紧张、环境改变及其他疾病等。

当归：调经止痛，补血活血

　　【别名】乾归、白蕲、文无等。

　　【释义】本品为伞形科植物当归的干燥根，以川蜀出产的当归为佳。三四月生苗，绿叶有三瓣；七八月开花，花似莳萝，浅紫色；根呈黑黄色，以肉厚而不枯者为佳。在二月、八月采挖其根后阴干。

　　【性味】味甘，性温，无毒。

　　【功能主治】调经止痛，补血活血，润肠通便。用于月经不调、经闭、痛经、血虚萎黄、眩晕、心悸、虚寒腹痛、跌仆损伤、痈疽疮疡、肠燥便秘、风湿痹痛等症。

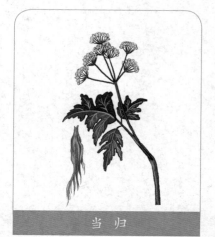

当　归

　　【注意事项】热盛出血者禁服，湿盛中满及大便溏泄者慎服。

本草治方

● 当归牡丹丸

【原料】当归、芍药、玄参、桃仁、桂心各6克，牡丹9克，虻虫、水蛭各50枚，蛴螬20枚，瞿麦、芎䓖、海藻各3克。

【做法】将上药切、捣并研为细末，用蜂蜜调和，制成梧桐子大小的蜜丸，每次用酒送服15丸，可渐渐加量至20丸。

【加减】若血盛，制为散剂，每次服1克；若小便赤少，去桂心，加地肤子3克。

【功效】此方为活血通经方，主治女性月经闭绝不通、新产后瘀血不尽且经服活血药而未愈者。

● 当归桃仁汤

【原料】当归、土瓜根、大黄、水蛭、虻虫、芒硝各6克，桃仁15克，牛膝、麻子仁、桂心各9克。

【做法】将以上诸药切碎，除芒硝外，用水1800毫升煎煮，去渣，取汁700毫升，入芒硝烊化，分3次服。

【功效】此方为活血通经

方，主治女子月经不通。

● 当归干漆汤

【原料】当归、桂心、芒硝、黄芩各6克，干漆、䗪葾、芍药、细辛、甘草、附子（先煎）各3克，大黄9克，吴茱萸15克。

【做法】将以上诸药分别切碎，除芒硝外，用水2000毫升浸泡一夜，次日清晨煎煮，去渣，取汁600毫升，入芒硝烊化，分3次服，两服间隔0.5～1小时。

【功效】此方为活血通经方，主治女性月经不通、小腹坚痛等症。

● 当归芒硝汤

【原料】当归、芒硝、丹砂（末）、芍药、土瓜根、水蛭各6克，大黄9克，桃仁15克。

【做法】将上药分别切碎，除丹砂、芒硝外，用水1800毫升煎煮，去渣，取汁600毫升，入丹砂、芒硝，分3次服。

【功效】此方为活血通经方，主治月经不通。

第五章　女人如花，用对本草让『女人花』开得更艳

171

虻虫：逐瘀消癥，破血通经

【别名】牛虻、蜚虻。

【释义】本品为虻科昆虫复带虻或其他同属昆虫的雌性全虫。干燥的虫体呈长椭圆形；头部呈黑褐色，复眼大多已经脱落；胸部黑褐色，背面呈壳状而光亮，翅长超过尾部；胸部下面突出，黑棕色，具足3对，多碎断；腹部棕黄色，有6个体节，质松而脆，易破碎；气臭，味苦咸。以个大、完整、无杂质者为佳。虻虫分布广泛，遍及全国大部分地区，以内蒙古地区居多，主要刺吸家畜和野生动物的血液，有的也叮人，可传播人畜多种疾病。长期以来，人们只将其视为畜害，而忽略了其药用价值。

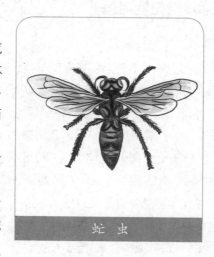

虻虫

【性味】味苦、微咸，性凉，有毒。

【功能主治】逐瘀消癥，破血通经。用于血瘀经闭、产后恶露不尽、跌打伤痛、痈肿、喉痹、干血痨、少腹蓄血、癥瘕积块等症。

【注意事项】孕妇、气血虚者及月经期女性均禁服。

本草治方

● 黄芩虻虫汤

【原料】黄芩、牡丹、桃仁、瞿麦、芎䓖各6克，芍药、枳实、射干、海藻、大黄各9克，虻虫70枚，水蛭50枚，蛴螬10枚。

【做法】将上药分别切碎，用水2000毫升煎煮，去渣，取汁600毫升，分3次服。服两剂后，可配合灸两侧乳头下一寸乳晕处各50壮。

【功效】此方为活血通经方，主治女子闭经、面色萎黄、气力衰少、不思饮食等症。

● 桃仁虻虫煎

【原料】桃仁、朴硝各15克，虻虫16克，大黄18克。

【做法】将上药分别切、捣并研为细末，用醇苦酒800毫升入铜锅中，加入桃仁，置炭火上煎沸，煎至药液减半，入大黄、虻虫，并持续搅拌至即将成丸，入朴硝，再继续搅拌至可以成丸，每次取如鸡子黄大小1丸投酒中，当晚不吃，第二天早晨空腹服下。

【功效】此方为活血通经方，主治女子带下、闭经等症。

● 硝石虻虫汤

【原料】硝石、虻虫、附子各9克，大黄、细辛、干姜、黄芩各3克，芍药、土瓜根、丹参、代赭、蛴螬各6克，大枣10枚，桃仁30克，牛膝48克，朴硝12克。

【做法】将以上诸药分别切碎，除朴硝、硝石外，用酒1000毫升、水1800毫升浸泡一夜，第二天清晨煎煮，去渣，取汁800毫升，入朴硝、硝石烊化，分4次服，两服之间间隔0.5～1小时。

【功效】此方为活血消瘀方，能祛病，散瘀血，主治月经不通。痊愈后吃黄鸭羹，应避风。

茺蔚子：清肝明目，活血调经

【别名】三角胡麻、益母草子、苦草子。

【释义】本品为唇形科植物益母草的干燥成熟果实，呈三棱形，长2～3毫米，宽约1.5毫米。表面灰棕色至灰褐色，有深色斑点，一端稍宽，平截状，另一端渐窄而钝尖。果皮薄，子叶类白色，富油性。秋季果实成熟时采割地上部分，晒干，打下果实，除去杂质。

【性味】味辛、苦，性微寒。

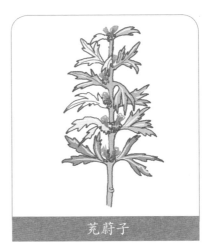

茺蔚子

【功能主治】清肝明目，活血调经。用治经闭、痛经、月经不调、头晕胀痛、目赤翳障。

【注意事项】肝血不足、瞳孔散大者及孕妇忌服。

闭经疏养汤

【原料】茺蔚子、炒白术、漏芦、鬼箭羽、路路通、白茯苓、醋香附各10克，茜草根15克，潞党参、甘草、当归、杭白芍、熟地各30克，全蝎2克，川芎、土鳖虫、水蛭各6克，蜈蚣1克。

【做法】将上药用水煎服，水煎3次，每天分3次服用，隔天1剂。90剂为1个疗程。亦可制丸服。

【功效】益气养血，通经行瘀。治疗功能性闭经。

黄芪茺蔚子汤

【原料】黄芪15克，茺蔚子、白术、熟附片（先煎）、桂枝、枸杞子、女贞子、菟丝子、覆盆子、王不留行子各9克。

【做法】将上药用水煎服，每日1剂。

【功效】主治闭经属肾虚型。

香附：疏肝理气，调经止痛

【别名】雀头香、草附子、香附子、水香棱、莎草。

【释义】本品为莎草科植物莎草的干燥根茎，秋季采挖，燎去毛须，置沸水中略煮或蒸透后晒干，或燎后直接晒干。多呈纺锤形，有的略弯曲，表面棕褐色或黑褐色，有纵皱纹，并有6～10个略隆起的环节，节上有未除净的棕色毛须和须根断痕；去净毛须者较光滑，环节不明显。质硬，经蒸煮者断面黄棕色或红棕色，角质样；生晒者断面色白而显粉性，内皮层环纹明显，中柱色较深，点状维管束散在。

【性味】味辛、微苦，性平。

【功能主治】疏肝理气，调经止痛。用治肝郁气滞所致脘腹胀痛、消化不良、寒疝腹痛、乳房胀痛、月经不调、经闭痛经等症。

【注意事项】阴虚血热、气虚无滞者忌服。

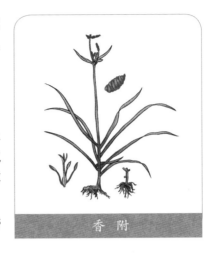

香 附

本草治方

● 通经汤

【原料】香附9克，当归15克，益母草25克，黄芪12克。

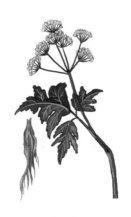

当 归

【做法】将上药用水煎服，每天1剂。

【功效】用治继发性闭经。

● 当归香附汤

【原料】当归、熟地、益母草各12克，香附、白芍、红花、茯苓、白术、川芎、柴胡、泽兰、郁金各10克，甘草6克。

【做法】将以上诸药用水煎3次后合并药液，每天1剂，分早、中、晚3次服。

【功效】主治气滞血瘀型闭经。

苏木：消肿止痛，行血祛瘀

【别名】苏方木、红苏木。

【释义】本品为豆科植物苏木的干燥心材，呈不规则稍弯曲的长条状或长圆棒形；表面暗红色或黄棕色，可见红黄相间的纵向裂缝，有刀削痕及细小的凹入油孔；质坚硬而沉重，致密；横断面有显著的类圆形同心环，中央有黄白色的髓，并有点状的闪光结晶体。

【性味】味甘、咸，性平。

【功能主治】消肿止痛，行血祛瘀。用治经闭、痛经、胸腹刺痛、外伤肿痛、产后瘀阻等症。

【注意事项】月经过多者及孕妇慎用。

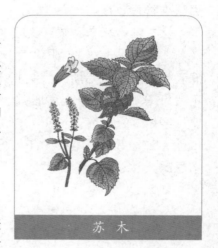

苏 木

本草治方

● 木耳苏木饮

【原料】苏木、木耳各50克。

【做法】用水、酒各1碗，煮成1碗服。

【功效】本方用治妇女月经忽然停止，过1～2个月有腰胀、腹胀现象者。

乌贼：补阴，调经，止带

【别名】墨鱼、墨斗鱼。

【释义】乌贼生活在远海的深水中，游泳快速，主要以甲壳类为食，也捕食鱼类及其他海洋软体动物等。墨鱼不但鲜美爽口，具有较高的营养价值，而且富有药用价值。

【性味】味咸，性平。

【功能主治】补脾，益肾，滋阴，调经，止带，养血，通经，催乳。主治妇女经血不调、水肿、湿痹、痔疮、脚气等症。

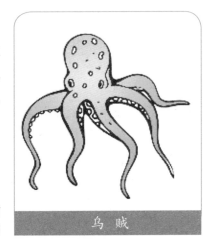

乌贼

【注意事项】忌与茄子同食。患有湿疹、荨麻疹、痛风、肾脏病、糖尿病等疾病的人及易过敏者忌食；高脂血症、高胆固醇血症、心血管病及肝病患者应慎食。

本草治方

● 乌贼汤

【原料】乌贼200克，桃仁10克，油、精盐各适量。

【做法】乌贼洗净切片，加水与桃仁共煮，以油、精盐调味。每日1剂。

【功效】滋阴养血，活血祛瘀。用治血滞经闭。

痛经与本草论治

女子在经期或经行前后出现下腹疼痛、腰酸或者腰骶部酸痛、下腹坠胀，甚则可出现剧烈疼痛，并可伴有恶心、呕吐、腹泻、头晕、冷汗淋漓、手足厥冷，影响日常工作、学习和健康者，称其为痛经。本病以青年妇女多见，疼痛常在阴道流血发生前数小时出现，在行经第一天疼痛达高峰，可持续数小时，有的患者疼痛时间可达2～3天。痛经一般分为原发性痛经和继发性痛经两类。原发性痛经指生殖器官无器质性病变，因经血流通不畅致子宫痉挛性收缩而引发痛经，又称功能性痛经。继发性痛经指因生殖器官器质性病变引起的痛经，如子宫内膜异位症、急慢性盆腔炎、生殖器官肿瘤等。原发性痛经妇科检查无异常发现。

中医学认为，本病多为肝肾亏虚、气血不足、寒邪凝滞、气滞血瘀所致，当以补益肝肾、益气养血、活血散寒、理气化瘀法治疗，可选用下列食疗方。

泽兰：行水消肿，活血化瘀

【别名】水香、都梁香、虎兰、虎蒲、孩儿菊、风药。

【释义】本品为唇形科植物毛叶地瓜儿苗的干燥地上部分，夏、秋季茎叶茂盛时采割，晒干后入药。饮片呈不规则的段，茎呈方柱形，四面均有浅纵沟，表面黄绿色或带紫色，节处紫色明显，有白色茸毛；切面黄白色，髓部中空。叶片多破碎或皱缩，展平后呈披针形或长圆形，边缘有锯齿。

【性味】味苦、辛，性微温，无毒。

【功能主治】行水消肿，活血化瘀。用治痛经、月经不调、经闭、产后瘀血腹痛、水肿等症。

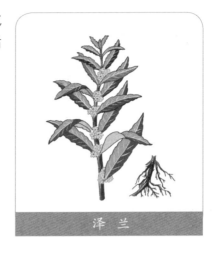

泽兰

本草治方

● 泽兰白芍汤

【原料】泽兰、吴茱萸、肉桂、红花、甘草各8克，元胡、赤芍、五灵脂、香附、荔枝核、怀牛膝、川芎各12克，白芍30克，当归20克。

【做法】将以上诸药用水煎服，每天1剂。每次于月经前5天开始用药，服至月经来潮时停服。连续服2~3个月经周期。

【功效】本方用治痛经。

● 泽兰当归汤

【原料】泽兰、全当归、川续断、杜仲各15克，酒炒元胡、柏子仁、香附、赤芍各12克，红花、桃仁、牛膝各6克，生甘草5克。

【做法】将上药水煎3次后合并药液，分早、中、晚3次温服（可用黄酒少量为引）。每天1剂。正值月经期，连服3~5剂为1个疗程。

【功效】本方主治痛经。

樱桃叶：健脾，温胃，止血

【释义】本品为蔷薇科植物樱桃的叶，7~9月采收，鲜用或晒干用。

【性味】味甘、苦，性温，无毒。

【功能主治】健脾，温胃，止血，解毒。用治胃寒食积、腹泻、吐血、疮毒等症。

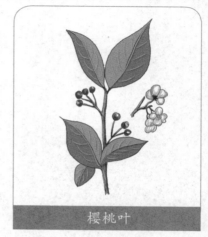

樱桃叶

本草治方

● 樱桃叶红糖饮

【原料】樱桃叶（鲜品、干品均可）、红糖各20~30克。

【做法】将樱桃叶用水煎煮，取液300~500毫升，加入红糖溶化，1次顿服，经前服2次，经后服1次。

【功效】本方主治痛经。

鸡血藤：养血，调经，活血

【别名】血风藤、大血藤、血龙藤、猪血藤、过岗龙。

【释义】本品为豆科植物密花豆的干燥藤茎。饮片为椭圆形、长

《本草纲目》养生经

矩圆形或不规则的斜切片。栓皮灰棕色，有的可见灰白色斑，栓皮脱落处现红棕色。切面木部红棕色或棕色，导管孔多数，韧皮部有树脂状分泌物呈红棕色至黑棕色，与木部相间排列呈数个同心性椭圆形环或偏心性半圆形环；髓部偏向一侧。秋、冬二季采收，除去枝叶，切片，晒干。

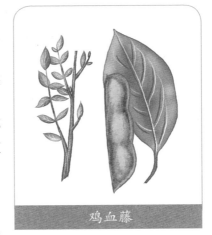

鸡血藤

【性味】味苦、微甘，性温。

【功能主治】养血，调经，活血，舒筋。主治妇女月经不调、痛经、闭经，以及手足麻木、肢体瘫痪、风湿痹痛等症。

【注意事项】阴虚火亢者慎用。

本草治方

● 鸡血藤益母草煎

【原料】鸡血藤、当归藤各15克，益母草10克。

【做法】水煎服。

【功效】主治月经不调、痛经、闭经。

● 鸡血藤饮

【原料】鸡血藤30克，茄子根15克。

【做法】将上两味药用水煎服，每日1剂，分2次服。

【功效】本方主治痛经。

荔枝核：行气散结，祛寒止痛

【别名】荔仁、枝核、大荔核。

【释义】本品为无患子科植物荔枝的种子，呈卵圆形或长圆形，略扁，表面紫棕色或棕红色，平滑，有光泽，略有凹陷及细波纹。一端有类圆形黄棕色的种脐，直径约7毫米。夏季采摘成熟果实，除去果皮及肉质假种皮，洗净，晒干。

【性味】味甘、微苦，性温。

【功能主治】行气散结，祛寒止痛。用于寒疝腹痛、睾丸肿痛、痛经等症。

【注意事项】无寒湿气滞者勿服。

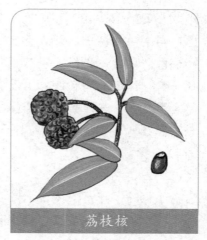

荔枝核

本草治方

● 荔枝核香附酒

【原料】荔枝核、香附各30克，黄酒适量。

【做法】将荔枝核、香附研成细末，混合装入瓷瓶密封保存，每到痛经发生之前1天开始服用，每次服6克，以黄酒适量调服，每天3次。

【功效】行气通经。适用于气滞为主的实证痛经。

海马：补肾壮阳，活血散瘀

【别名】水马、马头鱼。

【释义】本品为海龙科动物线纹海马、刺海马、大海马、三斑海马或小海马（海蛆）的干燥体。海马是一种小型海洋动物，因它的头略似马头状而得名。夏、秋二季捕捞，洗净，晒干；或除去皮膜及内脏，晒干。

【性味】味甘，性温、平，无毒。

【功能主治】补肾壮阳，活血散瘀。用于难产及产后腹痛，肾虚宫寒不孕、腰膝酸软、尿频，肾虚作喘，跌打损伤、血瘀作痛等症。

【注意事项】阴虚有热者不宜。

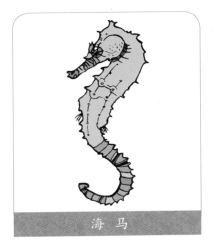
海 马

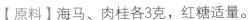
本草治方

● 海马红糖饮

【原料】海马、肉桂各3克，红糖适量。

【做法】将海马、肉桂共研细末，红糖用开水溶化。每次取药粉3克，用红糖水冲服，每天2次，3～5天为1个疗程。

【功效】温经补阳，散寒止痛。主治虚寒性痛经。

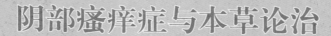
　　阴部瘙痒症是指女性外生殖器局部瘙痒持久不愈的一种病症。病因不明，可能与神经内分泌功能失调、精神因素、进辛辣刺激食物，以及冷、热、摩擦等局部刺激有关。临床表现主要为女性外阴部阵发性作痒，也可为持续性瘙痒，热水洗烫或搔抓时尤甚。始发瘙痒，无任何皮肤病损，搔抓后可生痂皮、条状抓痕、皮肤破损、渗液或色素沉着。

蛇床子：温肾壮阳，祛风止痒

【别名】蛇粟、野茴香、蛇米。

【释义】本品为伞形科植物蛇床的干燥成熟果实。夏、秋二季果实成熟时采收，除去杂质，晒干。

【性味】味辛、苦，性温，有小毒。

【功能主治】温肾壮阳，祛风止痒，燥湿杀虫。用于女子宫寒不孕、寒湿带下、阴痒肿痛、风湿痹痛、湿疮疥癣，以及男子阳痿、阴囊湿痒等症。

【注意事项】肾阴不足或下焦有湿热、阳强精不固者勿用。

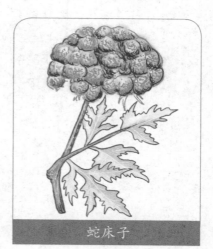

蛇床子

本草治方

● 蛇床子苦参洗液

【原料】蛇床子30克，苦参、蒲公英各18克，狼毒、甘草节各15克，薄荷、朴硝、雄黄各9克，白菜叶（切碎）120克。

【做法】将上药水煎，去渣后熏洗外阴部，每日1剂，分2次洗。

【功效】清热燥湿，托疮止痒。主治外阴瘙痒。

● 蛇床子败酱草洗液

【原料】蛇床子、败酱草、白鲜皮、苦参各30克，百部、防风、透骨草、花椒各20克，冰片4克。

【做法】除冰片外，将其他药用水煎煮，取药液2000毫升，加入冰片搅拌，趁热熏外阴15分钟，待药液稍凉后洗涤患处。每天1剂，早晚各1次。

【功效】本方主治女性阴部瘙痒症。

● 蛇床子铁冬青洗液

【原料】蛇床子、铁冬青、石仙桃各20克。

【做法】水煎洗患处。

【功效】主治湿疹、外阴瘙痒。

龙胆草：清热燥湿，泻肝胆火

【别名】山龙胆、胆草、草龙胆、四叶胆。

【释义】本品为龙胆科植物条叶龙胆、龙胆、三花龙胆或坚龙胆的干燥根及根茎。前三种习称"龙胆"，后一种习称"坚龙胆"。春、秋二季采挖，洗净，干燥。

【性味】味苦，性寒。

【功能主治】清热燥湿，泻肝胆

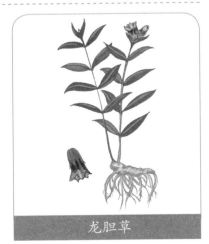

龙胆草

火。用治阴肿阴痒、带下、湿热黄疸、湿疹瘙痒、目赤、耳聋、口苦、惊风抽搐、胁痛等症。

● 龙胆草洗液

【原料】龙胆草50克，蛇床子、白鲜皮、薄荷各30克，雄黄、生苡仁、苦参各25克，川黄柏、全当归、益母草、蝉衣、茯苓各20克。

【做法】将以上诸药用纱布包煎，加水至3000毫升，煮沸后先趁热熏患处，待温度适宜时坐浴，每天1剂，早晚各1次。1周为1个疗程。

【功效】本方主治女性阴部瘙痒症。

白鲜皮：祛风除湿，清热解毒

【别名】白藓皮、山牡丹、八股牛、羊鲜草。

【释义】本品为芸香科多年生草本植物白藓的根皮。春、秋两季采挖，洗净，除去细根及粗皮，纵向剖开，抽去木心，晒干或烘干。

【性味】味苦，性寒。

【功能主治】祛风除湿，清热解毒。用于风湿热痹，常配银花藤、威灵仙等；用于风热湿毒所致的皮肤病，可配银花、苍术、苦参（治皮肤疮疡或皮肤瘙痒）；治慢性湿疹、荨麻疹，可配白蒺藜、防风、乌梢蛇等；也

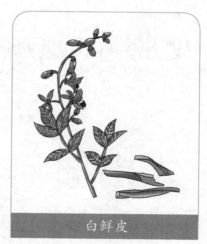
白鲜皮

可用于黄疸，常配茵陈。

本草治方

● 白鲜当归汤

【原料】白鲜皮、当归各12克，苦参15克，连翘、蒲公英各20克，蝉蜕6克，贝母、牛膝各10克。

【做法】将上药水煎，每天1剂，头煎内服，二煎加枯矾6克，熏洗。

【功效】本方主治湿热型阴部瘙痒。

地肤子：清热利湿，祛风止痒

【别名】扫帚子、地葵。

【释义】本品为藜科植物地肤的干燥成熟果实，呈扁球状五角星形，直径1～3毫米；外被宿存花被，表面灰绿色或浅棕色，周围具膜质小翅5枚，背面中心有微突起的点状果梗痕及放射状脉纹5～10条；剥离花被，可见膜质果皮，半透明；种子扁卵形，长约1毫米，黑色。秋季果实成熟时采收植株，晒干，打下果实。

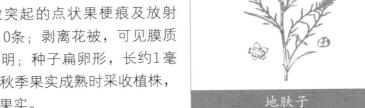

地肤子

【性味】味辛、苦，性寒。

【功能主治】清热利湿，祛风止痒。用治疝气、风疹、疮毒、疥癣、阴部湿痒、小便不利、淋病、带下等症。

【注意事项】恶螵蛸，不宜与螵蛸同用。

● 地肤子黄柏洗液

【原料】地肤子、黄柏各20克，地丁、白鲜皮各30克，白矾10克。

【做法】将上药水煎，趁温洗患处，早晚各1次。

【功效】本方主治外阴瘙痒。

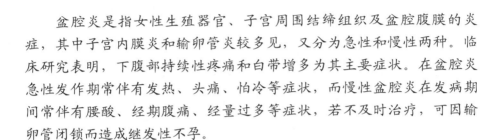

盆腔炎与本草论治

盆腔炎是指女性生殖器官、子宫周围结缔组织及盆腔腹膜的炎症，其中子宫内膜炎和输卵管炎较多见，又分为急性和慢性两种。临床研究表明，下腹部持续性疼痛和白带增多为其主要症状。在盆腔炎急性发作期常伴有发热、头痛、怕冷等症状，而慢性盆腔炎在发病期间常伴有腰酸、经期腹痛、经量过多等症状，若不及时治疗，可因输卵管闭锁而造成继发性不孕。

淡竹叶：清热利尿，生津止渴

【别名】竹叶、碎骨子、山鸡米。

【释义】本品为禾本科植物淡竹叶的干燥茎叶。茎呈圆柱形，有节，表面淡黄绿色，断面中空；叶鞘开裂；叶片披针形，有的皱缩卷曲，表面浅绿色或黄绿色；叶脉平行，具横行小脉，形成长方形的网格状，下表面尤为明显。茎叶或全草于夏季未抽花穗前采收，洗净，除去杂质，晒干备用。

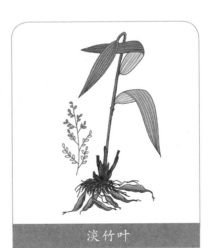

淡竹叶

【性味】味甘、淡，性寒。

【功能主治】清热利尿，生津止渴，除烦。用于小便赤涩淋痛、热病烦渴、口舌生疮等症。

【注意事项】无实火、湿热者慎服，体虚有寒者禁服。

● 淡竹叶陈皮汤

【原料】淡竹叶、杏仁、生薏仁、川朴、半夏、陈皮、茯苓、泽泻、车前子各10克，蔻仁6克。

【做法】水煎服，每天1剂。

【功效】化湿清热，宣畅三焦。用治湿热内蕴所致的妇人急慢性盆腔炎，症见头痛身重、口淡乏味、胸闷不舒、少腹隐痛，以及带下量多、色黄，舌淡红，苔黄厚腻，脉滑。

金银花：清热解毒，疏风散热

【别名】双花、忍冬花、银花、二花等。

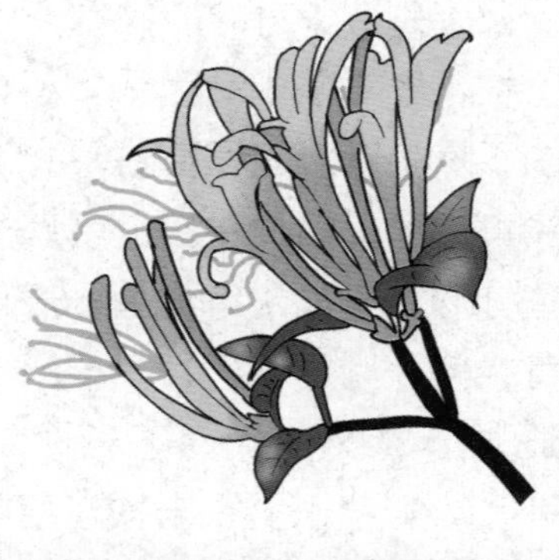

【释义】金银花为忍冬科植物忍冬的干燥花蕾或带初开的花。花初开为白色，后转为黄色，因此得名金银花。入药以花蕾未开放、干燥、黄白色者为佳。

【性味】味甘，性寒。

【功能主治】清热解毒，凉散风热。用于风热感冒、温病发热、痈肿疔疮、丹毒、喉痹、热血毒痢等症。

【注意事项】脾胃虚寒及气虚疮疡脓清者忌用。

金银花

《本草纲目》养生经

本草治方

● 金银花连翘汤

【原料】金银花、连翘、丹参各24克，蒲公英、土茯苓各15克，赤芍、黄芩、丹皮、车前子各10克，败酱草30克，当归12克，甘草3克。

【做法】将上药用水煎服，每天1剂。

【功效】清热解毒，化瘀利湿。用治急性盆腔炎湿热蕴结型，症见发热，恶寒，小腹胀痛拒按，带下量多、色黄、质稠、呈脓样有臭气，舌质红，苔稍黄或白腻，脉弦滑而数。

忍冬藤：清热解毒，疏风通络

【别名】金银花藤、千金藤、忍冬草、二花藤。

【释义】本品为忍冬科植物忍冬的干燥茎枝。忍冬的茎呈长圆柱形，多分枝，常缠绕成束，表面棕红色至暗棕色，有的灰绿色，光滑或被茸毛；外皮易剥落。秋、冬二季采割，晒干。

【性味】味甘，性寒。

【功能主治】清热解毒，疏风通络。用治风湿热痹、关节红肿热痛、温病发热、热毒血痢、痈肿疮疡等症。

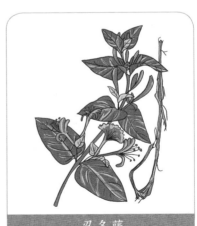

忍冬藤

忍冬藤珍珠菜汤

【原料】忍冬藤、珍珠菜、穿心莲、蒲公英、白花蛇舌草、紫花地丁、大青叶、鱼腥草各15～50克。

【做法】任选上药2～3种，水煎服，每日1剂。

【功效】主治盆腔炎。

皂角刺：消肿托毒，排脓，杀虫

【别名】天丁、皂荚刺、皂针、皂角针。

【释义】本品为豆科植物皂荚的干燥棘刺，为主刺和1~2次分枝的棘刺。主刺长圆锥形，分枝刺刺端锐尖。棘刺表面紫棕色或棕褐色，体轻，质坚硬，不易被折断。

【性味】味辛，性温。

【功能主治】消肿托毒，排脓，杀虫。用治痈疽肿毒、疮疹、顽癣、瘰疬、胎衣不下、产后缺乳、疠风等症。

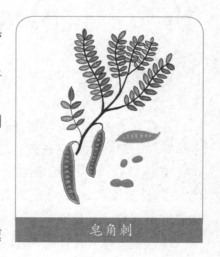

皂角刺

皂角刺黄芪汤

【原料】皂角刺、生黄芪各20克，生蒲黄（包）12克，制大黄(后下)6克。

【做法】水煎服，每天1剂。

【功效】解毒排脓，益气生肌，活血化瘀。用治盆腔炎及盆腔炎性肿块。

败酱草：清热解毒，祛瘀排脓

【别名】败酱、苦菜。

【释义】本品为败酱科植物白花败酱的干燥全草。初春生苗，直到深冬才凋谢。初生时，叶铺地而生，像菘菜叶而狭长，有锯齿，绿色，叶面色深，叶背色浅。夏、秋茎高二三尺而柔弱，数寸一节，节间长叶，四面散开如伞，顶端开成簇的白花。

【性味】味苦，性平，无毒。

【功能主治】清热解毒，祛瘀排脓。用治肠痈、肠粘连、盆腔炎、肝炎、产后瘀血腹痛、痈肿疔疮、肝胆实火而致目赤肿痛等病症。

败酱草

本草治方

● 败酱草红藤汤

【原料】败酱草、红藤、生薏米各30克，白芍20克，黄柏、苍术、香附各12克，甘草8克。

【做法】将以上诸药用水煎服，每天1剂，分3次服用。

【功效】清热燥湿，活血清带。主治慢性盆腔炎。

● 丹参败酱草汤

【原料】丹参、赤芍各10~20克，败酱草、蒲公英、旱莲草各

10克，党参、黄芪各15克，桃仁9克，三棱、莪术各3~6克。

【做法】将上药用水煎服，每天1剂。

【功效】活血凉血，解毒消肿。主治盆腔炎性包块。

● 败酱草薏苡仁汤

【原料】败酱草、薏苡仁、夏枯草各30克，丹参20克，赤芍、元胡各12克，木香10克。

【做法】将以上诸药用水煎至100毫升，每次服用50毫升，每天服2次。

【功效】活血化瘀，清热，利湿，解毒。主治慢性盆腔炎，症见腰酸、腹痛下坠感，以及带下量多、色赤或黄，苔黄腻，或见痛经、舌质暗等。

第六章

男人如树，让天然本草为男人的健康护航

男人如树，是家庭的支柱，如果一个中年男人的健康出现了问题，影响的不仅是个人，而是一个家庭。正是从这个意义上来说，男人的健康问题不仅仅是他个人的事情，而关注男性常见病，让本草为男人的健康护航，也是一件非常重要的事情。

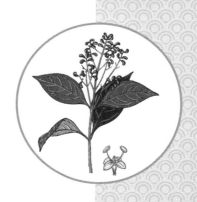

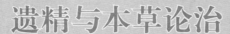

遗精与本草论治

　　遗精是指不因性交而精液自行外泄的一种男性性功能障碍性疾病，如果有梦而遗精者称为"梦遗"；无梦而遗精者，甚至清醒的时候精液自行流出者称为"滑精"。然而，发育成熟的男子，若每月偶有1～2次遗精，且次日无任何不适则属生理现象，不是病态；若遗精次数过频，每周2次以上或一夜数次，且有头昏眼花、腰腿酸软、两耳鸣响等症状，则应及时治疗。

　　中医学认为，本病多由肾阴亏损，阴虚内热，热扰精室所致；或由手淫、早婚、房事过频等损伤肾阳，以致精关不固而成；也可因湿热下注，扰动精室而发。

金樱子：固精，涩肠，止泄痢

　　【别名】山石榴、刺榆子、刺梨子、金罂子。

　　【释义】本品为蔷薇科植物金樱子的干燥成熟果实。10～11月果实成熟变红时采收，干燥，除去毛刺。其果实酸甜可食，并可以熬糖或酿酒。金樱子的根、叶、花、果均可供药用。

　　【性味】味酸、甘，性平，无毒。

　　【功能主治】固精，涩肠，止泄痢，缩小便。用于遗精、遗尿、尿频、崩漏、带下量多、久泻久痢等症。

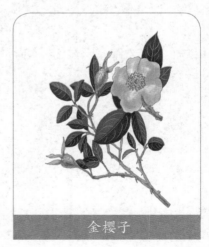

金樱子

【注意事项】在感冒期间或有发热的患者忌食。

本草治方

水陆二仙丹

【原料】金樱子120克，芡实100克。

【做法】金樱子，加水适量，以小火煎熬成膏；用芡实100克，研末，和金樱子膏作为丸剂。每次6克，酒送服，或温开水送下。

【功效】本方中金樱子固肾涩精，芡实补脾止带。用于肾虚或脾肾两虚所致遗精、白浊、妇女带下。

金樱子牡蛎汤

【原料】金樱子、生牡蛎、菟丝子、生龙骨、炙黄芪、甘枸杞、刺猬皮各60克，覆盆子、沙苑子、鹿角胶、巴戟天、干白术、酒杭芍、炒远志、野台参、白莲须、紫河车、山萸肉各30克，盔沉香、春砂仁、酒川芎、益智仁、广陈皮、肉桂各15克，怀山药500克。

【做法】将怀山药打糊，余药共研细末，搅匀，为小丸，每天早晚服10克。

【功效】补肾填精。主治肾虚遗精，症见遗精日久、头晕目眩、腰膝酸软、记忆衰退、体力虚弱、舌偏红、苔白、脉细弱。

金樱子膏

【原料】金樱子适量。

【做法】将金樱子去刺和种子，水煎浓缩，似稀汤。每次服1匙，用酒送服。

【功效】本品有补益肝肾和收敛固涩的作用。用于肝肾两虚所致的头昏腰酸、梦遗滑精、小便不禁，或脾虚腹泻。

金樱子莲子汤

【原料】金樱子、莲子肉、芡实、茯苓、山药各20克，白术、山萸肉、肉桂各10克，熟地、生黄芪各15克。

【做法】将上药用水煎服，每天1剂，分2~3次服。

【功效】补肾壮阳，涩精止泻。治肾虚不固型遗精。

韭菜籽：温补肝肾，壮阳固精

【别名】韭籽、韭菜仁。

【释义】本品为百合科植物韭菜的干燥成熟种子，黑色。秋季果实成熟时，采收果实，晒干，搓出种子，除去杂质，生用或盐水炙用。

【性味】味辛、甘，性温。

【功能主治】温补肝肾，壮阳固精，暖腰膝。主治遗精、阳痿、遗尿、小便频数、腰膝酸软冷痛等症。

【注意事项】阴虚火旺者忌服。

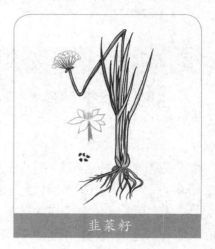

韭菜籽

本草治方

● 韭菜籽散

【原料】韭菜籽100克，白酒75毫升。

【做法】将韭菜籽焙干研末。以白酒冲服，每天3次分服。

【功效】用治无梦遗精。

● 韭菜籽散

【原料】韭菜籽、补骨脂各30克。

【做法】捣碎共研为末。每次服用9克，每天3次，以白水送服。

【功效】温肾壮阳，固精止遗。用治命门火衰、精关不固引起的遗精滑泄、神衰无力。

● 韭菜籽粥

【原料】韭菜籽5～10克，粳米60克，精盐适量。

【做法】将韭菜籽研细末。以米煮粥，待粥沸后，加入韭菜籽末及精盐，同煮为稀粥，空腹食用。

【功效】补肾壮阳，固精止遗，暖胃健脾。主治脾肾阳虚所致的遗精、阳痿、早泄、小便频数等症。

沙果：消食化滞，涩精止痢

【别名】花红果、林檎、文林果等。

【释义】本品为蔷薇科植物林檎的果实。其果实较小，但产量较高，对环境要求较低，多生长于我国北方。

【性味】味酸、甘，性平。

【功能主治】消食化滞，生津止渴，涩精止痢，驱虫，明目。用于津伤口渴、消渴、遗精、泻痢等症。

【注意事项】气虚脾弱者不宜食。

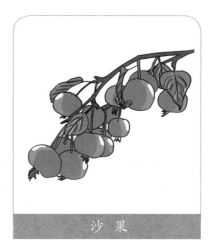

沙 果

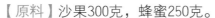

本草治方

沙果蜂蜜胶

【原料】沙果300克，蜂蜜250克。

【做法】将沙果切成厚片，加水800毫升，烧开后，小火煮至沙果酥时，加入蜂蜜，继续煮直到成胶状，取出放凉。每天嚼食2~3次，每次2~3片。

【功效】生津止渴，涩精止泻。适用于遗精。

蛤蜊：滋润五脏，止消渴

【别名】沙蛤、沙蜊。

【释义】蛤蜊为软体动物，贝壳卵圆形，多生活在浅海底。

 肉

【性味】味咸，性寒，无毒。

【功能主治】滋润五脏，止消渴，醒酒，开胃。治寒热引起的腹胀、妇女瘀血，宜煮食。

蛤蜊粉

【性味】味咸，性寒，无毒。

【功能主治】治热痰、老痰、湿痰、顽痰、疝气、小便白浊、白带过多，定喘嗽，止呕吐，消浮肿，利小便，止遗精，化积块，解结气，消瘿核，散肿毒。还可治妇女血证。用油调匀可涂烫火伤。同香附末、姜汁调服，可以治心痛。

【注意事项】阳虚体质和脾胃虚寒腹痛、泄泻者忌用，女子月经来潮期间及妇人产后忌食。忌与田螺、橙子、芹菜同食。

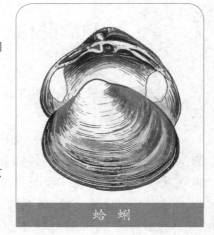

蛤 蜊

本草治方

● 蛤蜊散

【原料】蛤蜊300克，五味子100克，山萸肉50克。

【做法】先煅蛤蜊，然后与其他药共研细末。每次服10克，每天2次，空腹温酒送服。

【功效】清热利湿，滋阴止遗。治疗遗精。

菟丝子：补肾益精，坚筋骨

【别名】菟缕、菟累、菟芦、野狐丝等。

【释义】本品为一年生寄生草本植物，夏天开始生长且刚开始生长的时候如同细丝，遍地不能自起，碰到其他草梗则缠绕而上；无叶；有白色或淡黄色的花，非常香；种子卵形，淡褐色，表面粗糙。以生长在地埂上的为佳。

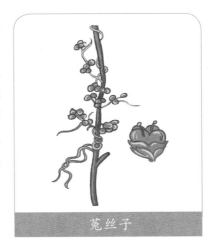

菟丝子

 子

【性味】味辛、甘，性平，无毒。

【功能主治】续绝伤，补不足，益气力，悦颜色，补五劳七伤，润心肺，补肝脏，肥健人，养肌强阴，添精益髓，坚筋骨。主茎中寒、精自出，溺有余沥，口苦燥渴，寒血为积，治梦遗、尿血、腰疼膝冷、消渴热中。久服去面上黑斑，且能明目轻身延年。

苗

【性味】味甘，性平，无毒。

【功能主治】研汁涂面，去面部黑斑。揉碎煎汤，浴小儿，疗热痱。

【注意事项】阴虚火旺者忌用。

本草治方

菟丝子粥

【原料】菟丝子60克，粳米100克，白糖适量。

【做法】将菟丝子研碎，放入砂锅内，加入300毫升水，用文火煎至200毫升，去渣留汁，加入粳米后另加水300毫升及适量白糖，用文火煮成粥。

【功效】补肾益精，养肝明目。适用于肝肾不足所致的腰膝筋骨酸痛、腿脚软弱无力、遗精、阳痿、呓语、小便频数、尿有余沥、头晕眼花、视物不清、耳鸣耳聋，以及妇女带下、习惯性流产等症。

● 菟丝子熟地汤

【原料】菟丝子、熟地、芡实、仙茅、覆盆子各15克，山茱萸、生龙骨、生牡蛎、锁阳各30克，肉苁蓉、枸杞子、桑螵蛸、沙苑子各20克，韭子10克，金樱子12克。

【做法】将以上诸药用水煎服，每日1剂。

【功效】主治遗精。

【加减】心慌、多梦者，加柏子仁、炒枣仁；腰痛甚者，加牛膝、杜仲；口干、五心烦热者，加知母、丹皮；小便频、黄赤者，加黄柏、黄连；头晕、耳鸣甚者，加天麻、磁石；形寒肢冷、夜尿频者，加肉桂、附子。服药期间，禁食辛辣肥甘寒凉之品，禁房事。

● 菟丝子枣皮汤

【原料】菟丝子、龟板、制首乌各12克，枣皮、莲须、龙骨、白芍各9克，金樱子、远志各6克，五味子、甘草各3克，山药15克。

【做法】将上药用水煎服，每日1剂。

【功效】主治遗精。症见壮年早衰、遗精日久、性欲减退、形体瘦削、面色青黄、头痛眼花、耳聋、烦躁、脑力减退，甚至头昏沉、睡眠甚差、食欲不振、舌淡无苔、脉细弱无力。

阳痿与本草论治

　　阳痿是指在性生活中男子虽有性欲，但阴茎不能勃起，或虽能勃起但不坚硬，从而不能进行性交的一种性功能障碍。

　　中医学认为，阳痿与肝肾密切相关，临床可分为四种证型。

　　（1）肾阳不足型：由于素体阳虚，或久病伤肾，或恣情纵欲，房事过度，或手淫无节制，久之致肾阳亏虚，元阳不足，不能促进性功能，故性欲减退而阳痿不举。患者面色㿠白，精神萎靡，形寒肢冷，腰膝疲软无力，腰背畏寒，伴有滑精，精液清冷，小便频数，头昏耳鸣，舌淡胖而嫩，有齿痕，脉沉细尺弱。治宜温肾壮阳。

　　（2）心脾两虚型：由于思虑过度，心脾两伤，气血生化无源，或大病久病之后，中气虚弱，血气未复，均可导致阳痿。患者心悸，健忘，失眠，多梦，形体消瘦，食欲不振，疲乏无力，腹胀，便溏，面色萎黄或苍白，舌淡白，脉细弱无力。治宜补益心脾。

　　（3）肝郁不舒型：长期情志不遂，忧思郁怒，或长期夫妻感情不和，或性生活不和谐，使肝失疏泄之职，导致宗筋所聚无能而痿。患者常性情急躁，心烦易怒，胁肋不舒或胀痛，睡眠多梦，食欲不振，便溏不爽，苔白，脉弦。治宜舒肝解郁。

　　（4）湿热下注型：平素过食肥甘、膏粱厚味，或酗酒无度，而戕伤脾胃，运化失司，聚湿生热，湿热内蕴，下注肝肾致宗筋弛纵，导致阳事不举。患者常兼有遗精之症，阴囊潮湿、瘙痒、坠胀，甚或肿痛，小腹及阴茎根部胀痛，小便赤热灼痛，腰膝酸痛，口干苦，舌红，苔黄腻，脉弦滑。治宜清热利湿。

淫羊藿：补肾阳，强筋骨，祛风湿

【别名】三枝九叶草、刚前、仙灵脾、千两金。

【释义】本品为小檗科植物淫羊藿、箭叶淫羊藿、柔毛淫羊藿或朝鲜淫羊藿的干燥叶，主产于山西、四川、湖北等地，夏、秋季茎叶茂盛时采收，阴干或晒干。

【性味】味辛、甘，性温。

【功能主治】补肾阳，强筋骨，祛风湿。主治阳痿、遗精、早泄、精冷不育、尿频失禁、腰膝酸软、半身不遂、筋骨挛急、风湿痹痛、四肢不仁、肾虚喘咳等症。治阳痿遗泄，可配仙茅、山萸肉、肉苁蓉等品；治腰膝痿软，可配杜仲、巴戟天、狗脊等品；治风湿痹痛偏于寒湿者，以及四肢麻木不仁或拘挛等，可与威灵仙、巴戟天、肉桂、当归、川芎等配伍。

【注意事项】阴虚火旺、阳强易举者禁用。

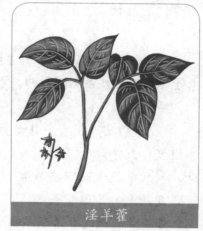

淫羊藿

本草治方

● 淫羊藿酒

【原料】淫羊藿100克，白酒500毫升。

【做法】用白酒浸泡。每次饮1小杯。

【功效】本方专以淫羊藿温肾壮阳。用于肾虚阳痿、腰膝酸软等症。

● 淫羊藿水

【原料】鲜淫羊藿250克。

【做法】将上药加清水适量，

煎煮30分钟，去渣取汁，与2000毫升开水一起倒入盆中，先熏蒸阴部，待温度适宜时泡洗双脚，每天早晚各1次，每次熏泡40分钟，10天为1疗程。

【功效】主治阳痿。

● 淫羊藿泽泻水

【原料】淫羊藿、泽泻、巴戟天、葫芦巴、石菖蒲、柴胡各20克，茯神、山萸肉各30克，附片、肉桂各10克。

【做法】将上药加清水适量，煎煮30分钟，去渣取汁，与2000毫升开水一起倒入盆中，先熏蒸阴部，等温度适宜时泡洗双脚，每天2次，每次熏泡40分钟，10天为1个疗程。

【功效】温肾壮阳。适用于阳痿。

● 淫羊藿巴戟天水

【原料】淫羊藿、金樱子、

巴戟天各30克，阳起石25克，葫芦巴20克，柴胡15克。

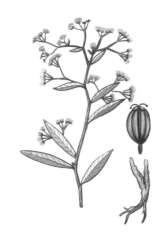

柴 胡

【做法】将上药加清水适量，煎煮30分钟，去渣取汁，与2000毫升开水一起倒入盆中，先熏蒸阴部，待温度适宜时泡洗双脚，每天早晚各1次，每次熏泡40分钟，10天为1个疗程。

【功效】温补肾阳，固精，疏肝理气，升举阳气。适用于阳痿、心情抑郁者。

仙茅：补肾壮阳，散寒除痹

【别名】独茅、茅爪子、婆罗门参。

【释义】本品为石蒜科植物仙茅的干燥根茎。秋、冬两季采根茎去须根，晒干或烘干。或用黄酒(每500克药用黄酒50毫升)拌匀，润透后炒至微干，取出晾干。

【性味】味辛、甘，性温，有小毒。

【功能主治】补肾壮阳，散寒除痹。主治阳痿精冷、小便失禁、心腹冷痛、腰脚冷痹、痈疽、瘰疬、崩漏。

【注意事项】凡阴虚火旺者忌服。

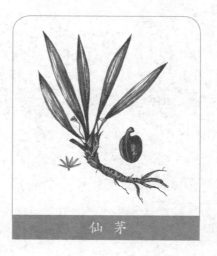

仙茅

本草治方

● 黄芪仙茅汤

【原料】黄芪24克，仙茅、白芍、当归、党参、枸杞子、巴戟天各9克，熟地12克，川芎、白术各6克，制附子、肉桂各3克。

【做法】将以上诸药用水煎服，每天1剂。

【功效】用治阳痿。

● 仙茅枸杞饮

【原料】仙茅6克，枸杞子、淫羊藿各15克，菟丝子30克。

【做法】将上药用水煎服，每天1次，每次1剂，连服10天。

【功效】主治阳痿。

● 韭菜籽仙茅水

【原料】韭菜籽、仙茅、蛇床子、制附片、当归、白芍各15克。

【做法】将上药加清水适量，煎煮30分钟，去渣取汁，与2000毫升开水一起倒入盆中，待温度适宜时泡洗双脚，每天早晚各1次，每次熏泡40分钟，10天为1个疗程。

【功效】本方适用于阳痿。

海参：补肾益精，养血润燥

【别名】海鼠、刺参、海瓜。

【释义】本品为刺参科动物刺参或其他种海参的全体，因补益作用类似人参而得名。海参的生长区域很广阔，遍布世界各海洋。其肉质软嫩，营养丰富，味美，是久负盛名的名馔佳肴。

【性味】味甘、咸，性温。

【功能主治】补肾益精，养血润燥，滋阴健阳。用治遗精、遗尿、腰痛、梦遗滑精、痔疮出血、小便频数、糖尿病、脑血栓、冠心病、阳痿、高血压、血管硬化、病后产后虚弱、肠燥便秘、肝炎、肝硬化、乳汁不足、贫血等病症。

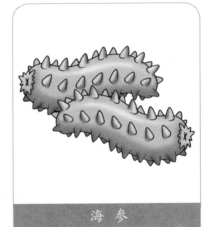

海参

【注意事项】海参忌与甘草、醋同食。患急性肠炎、感冒、咳痰、菌痢、气喘、大便溏薄、出血兼有瘀滞及湿邪阻滞的患者忌食。

● 海参羹

【原料】水发海参100克，冬笋片20克，水发冬菇5克，熟火腿末、猪油各3克，料酒、葱、姜末、胡椒粉各适量。

【做法】将海参切丁，冬菇、冬笋切碎，锅内放猪油烧热，加入葱、姜末爆香，倒入白汤，然后加入海参、冬菇、冬笋、精盐、料酒等，煮沸勾芡，倒入火腿末并撒上胡椒粉即成。每日服1次。

【功效】补肾益精。用治肾虚阳痿。

● 羊肉海参汤

【原料】羊肉、海参、精盐、姜片各适量。

【做法】将海参浸发、洗净，将羊肉洗净、切片，加调料，共煮汤。可连续食用。

【功效】补虚损，壮肾阳。用治阳痿、遗精、腰酸腿软等症。

● 海参炒黄鱼片

【原料】海参30克，黄鱼1条，姜、料酒、精盐各适量。

【做法】将海参浸发，洗净，切片；将黄鱼去内杂，洗净，切片；海参与黄鱼片下锅同炒，加料酒、姜、精盐调味食用。

【功效】本方补脾肾，填精壮阳。海参补肾益精，黄鱼益气填精。二者合用，适用于肾阳不足型阳痿。

佛手：芳香理气，化痰止咳

【别名】五指柑、手柑、佛手柑。

【释义】佛手为芸香科植物佛手的果实。主要产于广东、福建、云南、四川等地。佛手全身都是宝，其根、茎、叶、花、果均可入药。佛手的花、果可泡茶，有理气化湿的作用；其根可治男人下消、四肢酸软；果可治胃病、呕吐、噎膈、气管炎、高血压、哮喘等症。秋季果实未完全变黄时采收，切薄片，干燥用。亦可鲜用。

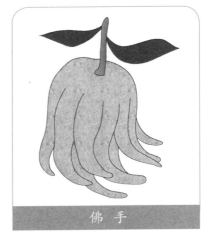

佛 手

【性味】味辛、苦、酸，性温。

【功能主治】健胃止呕，芳香理气，化痰止咳。用于肝胃气滞所致胸胁胀痛、胃脘痞满、食少呕吐、舌苔厚腻等症。若肝气犯胃而致胁胀脘痛、呕吐吞酸者，宜与黄连、吴茱萸、藿香等同用，以疏肝和胃。

【注意事项】阴虚血燥、气无郁滞者慎服。

本草治方

● 佛手栀子饮

【原料】佛手50克，栀子30克。

【做法】将佛手洗净，切成片，将栀子洗净。同置锅中，加清水500毫升，大火煮开3分钟，改小火煮30分钟，滤渣取汁，分次饮用。

【功效】疏肝解郁，调畅气机。适用于肝郁不舒型阳痿。

虾：补肾壮阳，通乳托毒

【释义】江湖出产的虾形体大，颜色白；溪池里出产的虾形体小而色青。一般都长着很硬的须，像斧钺一样的鼻子，背弓呈节状，尾部有硬鳞，多足而善于跳跃。

【性味】味甘，性微温。

【功能主治】补肾壮阳，通乳，托毒。用治肾虚阳痿、遗精、早泄、乳汁不通、手足抽搐、全身瘙痒、皮肤溃疡、筋骨疼痛、身体虚弱和神经衰弱等症。

【注意事项】多食动风助火，发疮疾者及患冷积者忌食。

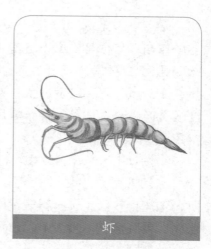

虾

本草治方

● 韭菜炒鲜虾

【原料】鲜河虾240克，韭菜（白色鳞茎最好）150克，食用油、精盐适量。

【做法】共炒熟食。

【功效】本方取河虾、韭菜补肾壮阳。用于肾虚阳痿、遗精、遗尿、腰脚无力等症。

● 虾蚧散

【原料】虾米500克，蛤蚧120克，小茴香、花椒各60克。

【做法】将以上诸药以精盐10克、白酒200毫升，炒至香脆，研为细末。每次服1匙，每天2次，温开水送下。

【功效】方中虾米、蛤蚧均能补肾壮阳，性温而不燥，为补阳之良品。兼用小茴香、花椒以助温肾补阳之功。合而用之，其效颇著。用于肾阳不足所致阳痿精少。

● 黄酒烫活虾

【原料】活虾100克，热黄酒半杯。

【做法】将活虾洗净，用滚沸的黄酒烫虾，并稍闷。吃虾喝酒，每天1次，连吃7天为1个疗程。

【功效】补肾壮阳。用治阳

痿、遗精。

对虾酒

【原料】新鲜大对虾1对，白酒（60度）250毫升。

【做法】将虾洗净，置于瓷罐中，加白酒浸泡并密封，约10天即成。每天随量饮酒，待酒尽后，将对虾烹炒，单独食用或佐餐。

【功效】温阳填精。用治阳痿、遗精等。

虾仁葱叶散

【原料】海虾仁7个，大葱叶(取粗、绿、含黏液多者为佳)3根。

【做法】将虾仁装入葱叶内，晒干，研成粉。每天服2次，每次服3克，茶水送下。

【功效】补肾益精，通阳利气。用治阳痿不举、早泄等。

蛤蚧：补肺肾，益精血

【别名】仙蟾、蚧蛇、蛤蟹、大壁虎。

【释义】本品为壁虎科动物蛤蚧的干燥体，主产于广西、广东、云南等地。全年均可捕捉，除去内脏，拭净，用竹片撑开，低温干燥。

【性味】味甘、咸，性平。

【功能主治】补肺肾，益精血，止咳定喘。主治虚劳咳嗽、肺痨咳嗽、动则气喘、面目或四肢浮肿、咯血、消渴、阳痿精少等症。

【注意事项】阴虚火旺、外感喘咳者忌用。

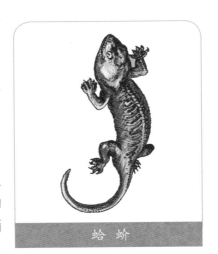

蛤 蚧

● 蛤蚧补骨脂粉

【原料】蛤蚧(酒炒后烘干)1对,补骨脂25克。

【做法】将上药共研为细末。每次服1.5克,温酒送服。

【功效】本方用于肾虚阳痿,亦可用于肾虚腰痛、遗精、尿频等。

● 蛤蚧汤

【原料】蛤蚧1对,海马、鹿茸各10克,赤参15克,枸杞子50克,淫羊藿、五味子各30克。

【做法】将上药洗净后,放入2500毫升白酒中,浸泡7天后即可饮用。每晚睡前饮35毫升,2个月为1个疗程。

【功效】用治阳痿。

● 蛤蚧散

【原料】蛤蚧1对,九香虫20克。

【做法】将上药共研末。每日1~2次,每次服2~3克。

【功效】主治阳痿。

早泄与本草论治

早泄是指性交时间极短，甚至性交前即泄精的病症，是一种男子常见的性功能障碍性疾病。早泄可与遗精、阳痿并见，亦可单独出现。

中医学认为，精液的藏泄与心、肝、肾三脏功能失调有关。倘若心火过旺，肝内相火炽烈，二火相交，扰动精关，致使精关不固，因此发生早泄或滑精；或者情志不遂、肝郁气滞、疏泄失常、约束无能而造成过早泄精；或纵欲精竭、阴亏火旺、精室受灼，致使固守无权而致早泄；或者少年误犯手淫、过早婚育、戕伐太过，引起肾气虚衰、封藏失固，以致精泄过早。

临床可分为以下三种证型：(1)心脾两虚型，证见早泄，伴见身倦乏力、心悸怔忡、失眠多梦、面色不华、自汗健忘、大便溏泄、食纳减少、舌质淡嫩、脉细无力。治宜补益心脾，益气固精。(2)肾气虚损型，证见早泄、滑精、听力减退、头晕耳鸣、腰膝酸软、头发脱落、牙齿摇动、夜间多尿、小便频数、尿后余沥、面色淡白、舌淡苔白、脉细弱。治宜温肾平补，清心固涩。(3)肝经湿热型，证见早泄、口苦胁痛、烦闷不舒、食欲不振、小便黄赤、淋浊尿痛、舌苔黄、脉弦有力，治宜清利肝胆湿热。

知母：清热泻火，滋阴润燥

【别名】连母、地参、水参、苦心。

【释义】本品为百合科植物知母的根茎。春、秋季均可采收，除去须根，洗净、晒干，去皮切片，生用或盐炒用。

【性味】味苦，性寒，无毒。

【功能主治】清热泻火，滋阴润燥。本品苦寒质润，能上清肺热而泻火，下润肾燥而滋阴，中泻胃火而除烦渴。既能清热泻火以治实热，又能滋阴润燥以治虚热。可用于热病烦渴、肺热咳嗽、阴虚燥咳、骨蒸潮热及消渴等症。因其滋阴降火，润燥滑肠，又可用于阴虚二便不利之症。

【注意事项】脾胃虚寒、大便溏泄者忌服。

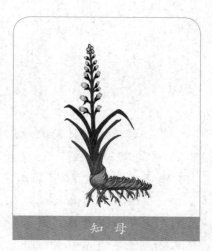

知　母

本草治方

● 知母远志汤

【原料】知母、远志、石莲子、黄柏、桑螵蛸、丹皮、川楝子、五味子各12克，生地20克，泽泻、茯苓各15克，山茱肉、山药各10克。

【做法】将以上诸药用水煎服。每天1剂，30天为1个疗程。

【加减】若心火旺者，加龙胆草12克；肾阳虚甚者，加菟丝子、补骨脂、韭菜籽各12克；伴阳痿者，加锁阳15克，阳起石20克，淫羊藿10克。

【功效】本方用治早泄。

● 知母黄柏汤

【原料】知母、黄柏、芡实、莲须、酸枣仁、柴胡各10克，龙骨、牡蛎各30克，珍珠母50克。

【做法】将上药用水煎服。每天1剂。

【功效】本方用治早泄，症见舌尖边红、苔薄黄、脉弦或细数，或伴有头晕、耳鸣、心烦者。

韭菜：补肾益胃，止汗固涩

【别名】长生韭、草钟乳、起阳草、壮阳草、扁菜。

【释义】本品为百合科多年生草本植物，具有强烈的特殊气味。根茎横卧，鳞茎狭圆锥形，簇生；叶基生，条形，扁平；伞形花序，顶生；果实为蒴果；成熟种子黑色，盾形。韭菜的叶、花葶和花均可食用，根和种子可入药。

【性味】味甘、辛，性温，无毒。

【功能主治】补肾益胃，充肺气，散瘀行滞，安五脏，行气血，止汗固涩，止呃逆。主治阳痿、遗精、早泄、多尿、胃中虚热、腹中冷痛、泄泻、白浊、白带、经闭、腰膝痛和产后出血等症。

【注意事项】凡患有阴虚内热所致眼疾、疮疡肿毒者忌食。

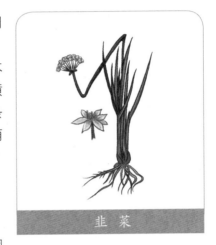

韭菜

本草治方

韭菜粥

【原料】新鲜韭菜、粳米各适量。

【做法】先将韭菜洗净切成小段，备用。将粳米淘洗干净，放在锅内，加入清水，先用大火煮沸，再用小火煎熬10～20分钟，加入韭菜，以米熟烂为度。

可作早晚餐食用，现煮现吃，不宜隔夜。

【功效】本方主治肾阳虚弱所致小便频数，腰膝酸冷，男子阳痿、早泄、遗精白浊，女子白带增多、痛经、漏下，小儿遗尿，以及脾胃虚寒而致腹中冷痛、噎膈反胃、虚寒泄痢或便秘。

● 胡桃肉炒韭菜

【原料】韭菜200克，胡桃肉50克，香油、精盐各适量。

【做法】将韭菜洗净，切段备用。胡桃肉洗净后用香油炸黄，然后加入韭菜翻炒，加适量精盐，炒熟后停火。当菜食用。

【功效】本方主治肾阳虚弱而致阳痿、早泄、腰膝酸冷，或身体虚弱、大便秘结。

● 蚯蚓韭菜饮

【原料】大蚯蚓(最好是韭菜地里的)10条，韭菜250克。

【做法】将蚯蚓剖开，洗净捣成泥状。韭菜洗净切碎，绞汁，与蚯蚓同装于大茶盅中，冲入滚开水，加盖闷10分钟。每日1次，温服。

【功效】壮阳固精，补肾。适用于早泄。

枸杞子：补血安神，补肾益精

【别名】中宁枸杞、甘枸杞、西枸杞。

【释义】枸杞子为茄科植物宁夏枸杞的干燥成熟果实，呈类纺锤形，略扁，表面鲜红色或暗红色；果皮柔韧，皱缩；果肉肉质，柔润而有黏性。果实宜在夏、秋二季成熟时采，晒干备用。

【性味】味甘，性平。

【功能主治】补血安神，补肾益精，养肝明目，生津止渴，润肺止咳。用治肾虚精亏而致消渴口干、尿频舌红、

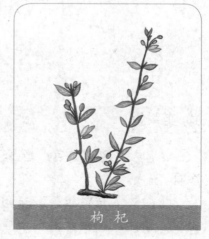

枸杞

肝肾虚损而致腰膝酸软、精血不足、遗精、头昏、耳鸣、不孕，精血不能上济于目而致眼目昏花、视力减退等症。

【注意事项】患感冒发烧、炎症、腹泻的患者忌吃；性欲亢进者不宜食用；糖尿病患者要慎食。

本草治方

杞精膏

【原料】枸杞子、黄精各等份。

【做法】加水，以小火多次煎熬，去渣浓缩后，加蜂蜜适量混匀，煎沸，待冷备用。每次1~2匙，沸水冲服。

【功效】补肝肾，益精血。主治肝肾精血不足而致腰酸体倦、耳鸣、头晕、健忘、容颜衰减等症。

芪杞乳鸽汤

【原料】北芪、枸杞各30克，乳鸽1只。

【做法】将乳鸽去毛及内脏，与北芪、杞子同放炖盅内，加水适量，隔水炖熟。饮汤吃肉，一般3天炖食1次，3~5次为1个疗程。

【功效】补心益脾，固摄精气。适用于早泄、阳痿、体倦乏力等症。

枸杞炖鹌鹑

【原料】枸杞20克，鹌鹑2只，黄酒、葱、姜各适量。

【做法】将枸杞洗净备用；将鹌鹑去头爪、皮毛、内脏，洗净。将鹌鹑、枸杞同置锅中，加黄酒、葱、姜，隔水清炖30分钟，分次食用。

【功效】温补中气。适用于心脾两虚型早泄，伴失眠、多梦、身倦乏力、自汗、健忘、面色不华者。

龙眼：祛五脏之邪气

【别名】圆眼、龙目、益智。

【释义】本品为无患子科植物龙眼的假种皮。龙眼树高一二丈，像荔枝而枝叶小些，冬季不谢，春末夏初开细白花。七月果实成熟，壳青黄色，有鳞甲样的纹理，圆形，大小如弹丸，肉薄于荔枝，白而有浆，甘甜如蜜。

【性味】味甘，性温，无毒。

【功能主治】祛五脏邪气。治厌食、食欲不振，驱肠中寄生虫及血吸虫。长期食用，强体魄，延年益寿，安神健脑长智慧，开胃健脾补体虚。新鲜龙眼用沸汤淘过食用，不伤脾。

【注意事项】内有痰火及湿滞停饮者忌服。

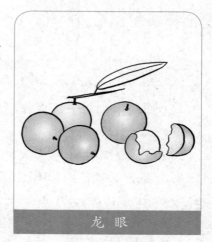

龙 眼

本草治方

● 黄芪龙眼汤

【原料】黄芪、龙眼肉、党参、酸枣仁各20克，白术、当归各10克，茯神、龙骨、牡蛎各15克，木香、远志、甘草各6克，桑螵蛸12克，黄连1.5克，肉桂3克。

【做法】将上药用水煎煮，每天1剂，早晚分服。

【功效】补益心脾，宁心益肾。主治早泄，伴神疲体倦、心烦失眠、心悸、盗汗、纳少、面不荣、苔少、舌质微红、脉浮虚尺弱。宜节欲。

● 山药龙眼水鱼汤

【原料】怀山药15～20克，

《本草纲目》养生经

龙眼肉15～20克，水鱼(又名鳖)1只。

【做法】先用沸水烫水鱼，使其排尿，再切开洗净，掏出内脏，然后将水鱼肉、水鱼壳、怀山药、龙眼肉一起放入炖盅内，加水适量，隔水炖熟服用。喝汤吃肉，每周炖服1次。

【功效】补肾益精。适用于早泄。

蜈蚣：息风解痉，解毒散结止痛

【别名】天龙、百足虫。

【释义】本品为蜈蚣科动物少棘巨蜈蚣的干燥体。春、夏捕捉，用两头尖的竹片插入头尾，绷紧，晒干，亦可用沸水烫过，晒干，生用。

【性味】味咸、辛，性温，有毒。

【功能主治】息风解痉，解毒抗癌，消炎治疮，通络止痛。用于抽搐痉挛、中风口歪、半身不遂、破伤风、风湿顽痹、疮疡、瘰疬、毒蛇咬伤、小儿惊风。孕妇禁用。

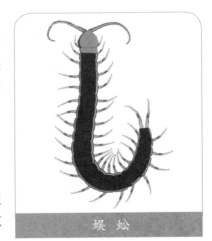

蜈 蚣

本草治方

 蜈蚣鸽卵饼

【原料】蜈蚣1条，鸽卵1个。

【做法】先将蜈蚣研细末，再将鸽蛋打开，放在碗内同蜈蚣末搅匀，然后用油煎食。每日3次，早、中、晚饭前食之，15天为1个疗程。

【功效】本方主治阳痿、早泄。

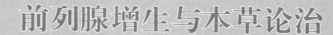

前列腺增生与本草论治

　　前列腺增生症是因前列腺肥大压迫尿道，造成排尿困难，甚者小便闭塞不通为主要症状的一种老年男性泌尿生殖系统疾病，发病年龄多在50～70岁之间。

　　本病属于中医"癃闭"范畴，临床上又分为五种证型：

　　（1）膀胱积热型：小便点滴不通或频数短少，灼热黄赤，小腹急满拒按，大便秘结，口苦而黏，口干不欲饮，舌质红、苔黄腻，脉实而数。治宜清热泻火，利湿通闭。

　　（2）瘀积内阻型：尿细如线，尿流分叉，排尿时间延长，或排尿分几段排出，尿道涩痛，会阴憋胀，舌质紫暗，或有瘀斑、苔多腻或白腻，脉细涩。治宜清阻化瘀，通利小便。

　　（3）肾阴亏耗型：小便点滴而下、淋漓不畅，甚至无尿，午后潮热、腰膝酸软、头晕耳鸣、口干咽燥、舌红少津、五心烦热、梦遗、舌红少苔。治宜滋阴补肾，化气利尿。

　　（4）肾阳虚衰型：排尿困难、滴沥不畅、射程缩短、白昼小便频数、尿色清白，或小便渗出而不能自解、神疲倦怠、畏寒肢冷、腰膝酸痛、耳鸣重听、阴茎冷缩、舌淡胖、苔薄白、脉细沉。治宜温补肾阳，化气行水。

　　（5）中气不足型：有尿意而难解或点滴排出，甚至不通、腹重肛坠、尿色清白、面色萎黄、气短懒言、腰冷乏力、食入饱胀、纳少便溏，舌淡苔白、舌体胖嫩。治宜补中益气，升清降浊。

郁李仁：润燥滑肠，利水，下气

【别名】郁子、郁李肉、小李仁等。

【释义】本品为蔷薇科植物欧李、郁李或长柄扁桃的干燥成熟种子，呈卵形，表面黄白色或浅棕色，一端尖，另一端钝圆；尖端一侧有线形种脐，圆端中央有深棕色合点，自合点处散出具多条纵向维管束脉纹；种皮薄。夏、秋季采收成熟果实，除去果肉及核壳，取出种子，干燥备用。

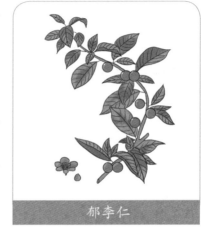

郁李仁

【性味】味辛、苦、甘，性平。

【功能主治】润燥滑肠，利水，下气。用于食积气滞、腹胀、便秘、水肿、脚气、小便不利等症。

【注意事项】大便不实、津液不足者忌食；孕妇慎食。

本草治方

● 郁李仁粥

【原料】郁李仁15克，粳米100克。

【做法】将郁李仁洗净，捣烂，煎煮后去渣取汁，加入淘洗干净的粳米同煮成粥。

【功效】润肠通便，利水消肿。适用于前列腺增生症，症见小便点滴而下，或尿如细线，甚者阻塞不通、小腹胀满疼痛。

● 双仁牛膝粥

【原料】桃仁、郁李仁各10克，川牛膝15克，粳米100克。

【做法】将上3味药加水煎煮，去渣，再入粳米同煮至粥熟。每天分1～2次服完。

【功效】活血化瘀，通利小便。适用于前列腺增生症。

冬瓜子：利水除湿，消痈排脓

【别名】冬瓜仁、瓜瓣、白瓜子。

【释义】为葫芦科植物冬瓜的干燥成熟种子。取冬瓜的种子洗净，晒干用，或微火炒黄用。以白色、粒饱满、无杂质者为佳。

【性味】味甘，性平。

【功能主治】润肺化痰，利水除湿，消痈排脓。主治痰热咳嗽、肺痈、水肿、小便不利、带下白浊等症。

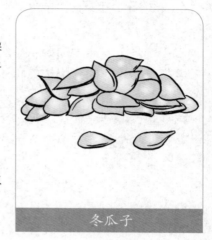
冬瓜子

本草治方

● 白果冬瓜子通淋饮

【原料】白果50克，冬瓜子、茯苓各20克。

【做法】将白果、冬瓜子、茯苓分别洗净，置锅中，加清水500毫升，大火煮开5分钟，改小火煮20分钟，滤渣取汁，分次饮用。

【功效】通淋利湿。适用于前列腺增生症之湿积内阻型，症见排尿不畅、尿道涩痛、会阴胀痛。